MÉMOIRE

SUR LES

ALLUMETTES CHIMIQUES

PRÉPARÉES

AVEC LE PHOSPHORE ORDINAIRE

ET SUR LES DANGERS QU'ELLES PRÉSENTENT SOUS LE RAPPORT
DE LA SANTÉ DES OUVRIERS
DE L'EMPOISONNEMENT ET DE L'INCENDIE

PAR

A. CHEVALLIER,

Pharmacien chimiste, officier de la Légion d'honneur, professeur à l'École de pharmacie,
membre de l'Académie impériale de médecine
et du Conseil d'hygiène publique et de salubrité du département de la Seine, etc.

PARIS

J.-B. BAILLIÈRE ET FILS,

LIBRAIRES DE L'ACADÉMIE IMPÉRIALE DE MÉDECINE,
Rue Hautefeuille, 19.

LONDRES,
Hipp. BAILLIÈRE, 219, Regent street.

NEW-YORK,
BAILLIÈRE brothers, 440, Broadway.

MADRID, C. BAILLY-BAILLIÈRE, CALLE DEL PRINCIPE, 11.

1861

MÉMOIRE

SUR

LES ALLUMETTES CHIMIQUES

PRÉPARÉES

AVEC LE PHOSPHORE ORDINAIRE.

EXTRAIT

DES

ANNALES D'HYGIÈNE PUBLIQUE ET DE MÉDECINE LÉGALE,

2e SÉRIE, 1861, T. XV.

Journal rédigé par : MM. Adelon, Andral, Boudin, Brierre de Boismont, Chevallier, Devergie, Fonssagrives, Gaultier de Claubry, Guérard, Michel Lévy, Mêlier, P. de Pietra-Santa, Ambr. Tardieu, Trébuchet, Vernois, Villermé.

Avec une *Revue des travaux français et étrangers*, par M. le docteur Beaugrand.

Publié depuis 1829, tous les trois mois, par cahiers de 250 pages avec planches.

PRIX DE L'ABONNEMENT :

Pour Paris : 18 fr. par an. — Pour les départements (*franco*) : 20 fr.

On s'abonne à Paris, chez J.-B. BAILLIÈRE et FILS, 19, rue Hautefeuille.

PARIS. — Imprimerie de L. MARTINET, rue Mignon, 2.

MÉMOIRE

SUR LES

ALLUMETTES CHIMIQUES

PRÉPARÉES

AVEC LE PHOSPHORE ORDINAIRE

ET SUR LES DANGERS QU'ELLES PRÉSENTENT SOUS LE RAPPORT
DE LA SANTÉ DES OUVRIERS
DE L'EMPOISONNEMENT ET DE L'INCENDIE

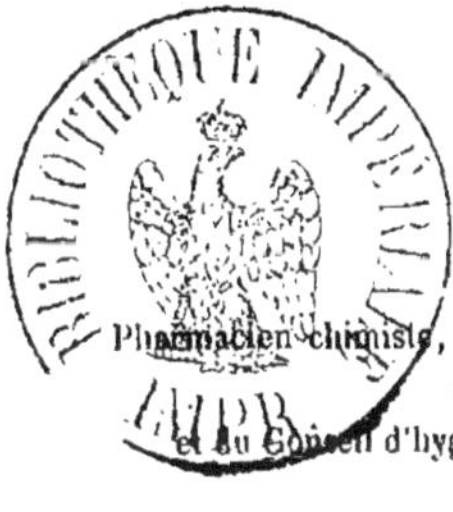

PAR

A. CHEVALLIER,

Pharmacien-chimiste, officier de la Légion d'honneur, professeur à l'École de pharmacie,
membre de l'Académie impériale de médecine
et du Conseil d'hygiène publique et de salubrité du département de la Seine, etc.

PARIS

J.-B. BAILLIÈRE ET FILS,

LIBRAIRES DE L'ACADÉMIE IMPÉRIALE DE MÉDECINE,
Rue Hautefeuille, 19.

LONDRES,	NEW-YORK,
Hipp. BAILLIÈRE, 219, Regent street.	BAILLIÈRE brothers, 440, Broadway.

MADRID, C. BAILLY-BAILLIÈRE, CALLE DEL PRINCIPE, 11.

1861

MÉMOIRE

SUR

LES ALLUMETTES CHIMIQUES

PRÉPARÉES

AVEC LE PHOSPHORE ORDINAIRE

ET SUR LES DANGERS QU'ELLES PRÉSENTENT SOUS LE RAPPORT DE LA SANTÉ DES OUVRIERS, DE L'EMPOISONNEMENT ET DE L'INCENDIE.

La communication adressée à l'Académie des sciences par M. le ministre de la guerre, faisait connaître que les allumettes chimiques, préparées avec le phosphore ordinaire, étaient proscrites de toutes les casernes, et remplacées par les allumettes fabriquées avec le phosphore amorphe. Les discussions et le rapport fait à ce sujet; la discussion qui a été soulevée dans le sein de l'Académie de médecine sur le même sujet (1); les demandes d'un grand nombre de conseils généraux, et notamment des conseils généraux de l'Aube, de la Drôme, d'Eure-et-Loir, des Bouches-du-Rhône, du Nord (2), etc.; le dernier rapport lu par M. Bou-

(1) *Bulletin de l'Académie de médecine*, 1860, t. XXV.

(2) Le Conseil général des Bouches-du-Rhône, comme celui de la Drôme et de plusieurs autres départements, a demandé qu'une mesure législative interdît la fabrication et la vente des allumettes phosphoriques ordinaires.

Les raisons qui militent en faveur d'une semblable interdiction, dit le *Courrier de la Drôme*, sont nombreuses et péremptoires; on voit par la statistique officielle publiée chaque année, que le nombre d'incendies accidentels a plus que quadruplé depuis 1838, époque de la vulgarisation de l'emploi des allumettes chimiques.

En 1832, il y eut 2262 incendies accidentels, un peu moins en 1833, 34, 35, 36, 37, mais dès 1838, le chiffre s'élève à 2776 ; en 1839, il est de

vier à l'Académie de médecine (1), nous ont donné de nouveau le courage de reprendre cette question d'une haute gravité, question que nous avons déjà traitée à plusieurs reprises dans un but d'utilité publique (2).

Convaincu que nous sommes :

3056; en 1840, de 3812; en 1841, de 3041; en 1842, de 3897; un peu moins élevé l'année suivante, 4478 en 1844; 5898 en 1846; 6577 en 1847; 7061 en 1849; 7465 en 1850; 8732 en 1852, 10753 en 1854; 9697 en 1857.

L'éloquence de ces chiffres vaut une démonstration. Perdues au moment des récoltes dans les pailles et les fourrages par des valets de ferme, d'autant plus imprudents qu'ils ont moins d'intérêt personnel à prévenir des désastres, les allumettes s'enflamment au moindre choc et déterminent de la sorte des incendies aussi terribles qu'imprévus.

Que de fois aussi, la main des enfants n'a-t-elle pas produit l'étincelle fatale qui devait jeter la ruine et la désolation dans les familles,

Enfin, les lois qui régissent la vente des poisons n'ont pas encore atteint ce toxique violent, et chaque jour les feuilles publiques parlent d'enfants qui sont morts pour avoir joué avec cette dangereuse composition.

La défense de l'emploi du phosphore ordinaire n'amoindrit en rien d'ailleurs les commodités ordinaires de la vie, car l'emploi du phospore amorphe présente les mêmes avantages.

(1) Le travail de MM. Bibra et Geist, a pour conclusion que la prohibition absolue des allumettes phosphorées n'est point encore possible en l'absence d'allumettes équivalentes au point de vue de l'usage; mais avec MM. de Bibra et Geist, M. Bouvier émet le vœu qu'une croisade soit entreprise par l'initiative individuelle, et il espère que, sans l'intervention du gouvernement, les dangers partout signalés des allumettes au phosphore feront enfin donner la préférence aux allumettes préparées avec le chlorate ou toute autre substance qui ne soit pas un poison? (*Bulletin de l'Académie de médecine*, t. XXV.)

(2) Le premier des travaux dont nous voulons parler remonte à 1846 et 1847, il a pour titre *Mémoire sur la fabrication des allumettes chimiques*. Ce travail, fait en commun avec le docteur Bricheteau, a été adressé à l'Institut, il est mentionné dans les *Comptes rendus de l'Académie des sciences*, t. XXIII, p. 623. — Le deuxième, fait avec M. Boys de Loury, se trouve mentionné dans les *Comptes rendus*, t. XXIV, p. 618. — Ces mémoires n'ont pas encore été le sujet de rapports.

1° Que, parmi les ouvriers qui préparent les allumettes chimiques, il en est qui sont exposés à une maladie horrible, la *nécrose maxillaire*, qui assez souvent se termine par la mort;

2° Que les propriétés sont par suite de l'emploi imprudent de ces allumettes, et souvent, par malveillance, détruites par de nombreux incendies ;

3° Que la sécurité de tous est en danger, puisque l'individu malveillant sait qu'il peut empoisonner avec un produit qu'il peut se procurer partout dans toutes les boutiques, sans contrôle, sans laisser de traces de l'achat qu'il a fait du poison.

Nous traiterons successivement :

1° *Du danger que présente la fabrication des allumettes chimiques pour les ouvriers des deux sexes ;*

2° *Du danger qui résulte de ces allumettes sous le rapport de l'incendie.*

3° *Du danger qui résulte des allumettes chimiques sous le rapport de l'empoisonnement.*

DU DANGER QUI RÉSULTE POUR CERTAINS OUVRIERS DE LA PRÉPARATION DES ALLUMETTES CHIMIQUES.

Le danger qui résulte pour les ouvriers du travail des allumettes chimiques, ne peut être nié, quoiqu'on ait cherché à établir, comme nous le dirons plus tard, *que ce danger était chimérique, qu'il était rare.*

Les graves maladies dont sont affectés les ouvriers allumettiers ont fixé l'attention de savants praticiens : Lorinser (de Vienne), s'en occupa dès 1845 ; puis vinrent les observations de MM. Von Bibra, Geist, Sieveking, Heyfelder, Roussel, Strohl, Boys de Loury, Bricheteau, Perry, Sédillot, Maisonneuve, Lailler, Trélat, etc.

Ces maladies sont difficiles à guérir, et jusqu'à ce jour, sur soixante malades qui ont été observés, plus de la moitié ont succombé; chez les autres malades, on a été obligé de pratiquer la résection de l'os carié.

Les travaux sur la *nécrose maxillaire* ont été insérés dans les journaux scientifiques allemands, anglais et français; on en trouve un résumé dans la Thèse de concours d'agrégation de M. Ulysse Trélat fils (avril 1857), ayant pour titre *De la nécrose causée par le phosphore.*

Dans cette thèse, ce médecin a fait connaître 71 cas de nécrose maxillaire. Il a démontré, à l'époque de sa publication, que 30 avaient été guéris, 8 étaient en traitement, 19 avaient succombé, 2 étaient morts de maladies étrangères, enfin 12 avaient été perdus de vue.

Il résulte évidemment de ces faits que la fabrication des allumettes chimiques avec le phosphore ordinaire est une industrie insalubre, qui peut non-seulement être la cause de maladies graves, mais qui peut aussi frapper de mort certains ouvriers qui l'exercent (1).

La nécrose ne serait pas, si l'on en croit quelques personnes, le seul danger auquel l'ouvrier est exposé par suite de l'emploi du phosphore ordinaire pour la préparation des allumettes chimiques; ainsi, on a parlé de l'action des vapeurs de ce métalloïde sur la santé des femmes enceintes; on a même dit que ces vapeurs pouvaient provoquer l'avortement. C'est ce que nous allons examiner.

EXAMEN DE L'ACTION DU PHOSPHORE SUR LES OUVRIÈRES QUI TRAVAILLENT DANS LES FABRIQUES D'ALLUMETTES CHIMIQUES, PRÉPARÉES AVEC LE PHOSPHORE ORDINAIRE.

Une communication, qui nous avait été faite, nous signalait

(1) On doit se demander si un ouvrier succombant par suite du travail qu'il a exécuté dans une fabrique, la veuve n'a pas le droit d'actionner le fabricant, se basant sur ce que celui-ci n'a pas pris les précautions nécessaires pour soustraire ses ouvriers aux dangers auxquels ils sont exposés?

le fait que les ouvrières qui travaillent à la fabrication des allumettes chimiques au phosphore ordinaire, pourraient être exposées à des maladies graves et à l'avortement. Nous dûmes remonter à la source, et nous adresser à un ecclésiastique qui nous avait été indiqué comme ayant eu connaissance d'accidents de ce genre.

Nous écrivîmes à ce prêtre qui nous répondit la lettre suivante (1) :

Paris, 26 octobre 1857.

MONSIEUR,

Une indisposition assez grave m'a empêché de répondre plus tôt à votre lettre.

Mieux portant aujourd'hui, je m'empresse de vous donner, non pas les renseignements que vous désirez peut-être, car je suis loin d'être un savant, et jamais je ne me suis occupé ni de médecine ni de chimie, mais seulement de vous faire connaître les faits que j'ai constatés, sans en bien connaître les causes vraies; les faits, les voici :

Toute femme enceinte qui fait un certain travail dans les fabriques d'allumettes chimiques, avorte, ou, si elle n'avorte pas, l'enfant qu'elle met au monde est malingre, de mauvaise venue, si je puis dire ainsi, et ne vit pas. J'en ai vu pourtant végéter un mois ou deux mois, mais c'est tout.

Ces accidents sont ordinaires et constants à toutes les femmes qui manipulent la pâte appliquée aux petits bois d'allumettes.

Les renseignements que j'ai pris m'ont fait connaitre que le *délivre* de ces femmes est toujours mollasse et de couleur verdâtre.

Du reste, tous les fabricants nient les faits avec beaucoup d'énergie, cela se comprend ; mais il n'est pas une petite fille à qui il arrive un accident, qui ne sache cela parfaitement ; aussi quittent-elles dans ce moment-là les autres ateliers pour entrer dans les fabriques d'allumettes, dans l'espoir d'avorter et d'être, en peu de temps, débarrassées de leur enfant.

J'ai aussi constaté trois cas d'empoisonnement suivis de mort chez des petits garçons qui travaillaient dans ces fabriques ; l'un d'eux, que j'ai vu de plus près, avait la langue très rouge, d'un

(1) Nous ne mettons pas à la suite de la lettre la signature de l'auteur, mais nous pourrons communiquer cette lettre aux personnes qui auraient quelques doutes sur la véracité des faits que nous avançons ici.

rouge vif, sèche et raboteuse; le ventre était ballonné et dur, et il éprouvait des douleurs atroces dans la partie la plus inférieure.

J'oubliais de vous dire aussi que les femmes enceintes qui touchent, qui manipulent cette pâte, éprouvent constamment, pendant le travail, des coliques quand elles n'ont pas mangé, des nausées, des envies de vomir après leurs repas.

Maintenant tous ces accidents sont-ils causés par le phosphore ou par une autre substance? Je n'en sais rien.

Si vous aviez besoin, monsieur, dans l'intérêt de la science et de l'humanité, de plus amples renseignements et qu'il dépendît de moi de vous les donner, je me ferais toujours un plaisir de vous les faire connaître. Veuillez, etc.

La lettre de M. l'abbé A... nous porta à faire une enquête près des fabricants, espérant que si quelques-uns ne faisaient pas connaître la vérité, d'autres nous éclaireraient sur les maladies qui attaquent leurs ouvriers.

A cet effet, nous écrivîmes :

1° A trente-deux fabricants, habitant Gentilly, Issy, Ivry, Belleville, La Chapelle, le Petit-Colombes, Pantin, Passy, les Prés-Saint-Gervais, Saint-Denis, La Villette, une première lettre, dans laquelle nous prions ces industriels de nous faire connaître l'état de santé de leurs ouvrières, et surtout *des femmes enceintes qui travaillaient dans leurs fabriques*, et ce qu'elles éprouvaient par suite de ce travail ;

2° Aux médecins et sages-femmes de ces localités pour leur demander des renseignements ; mais nous eûmes du malheur, nous ne reçûmes que deux réponses des médecins :

La première est de M. Feste (de Bondy) ;

La deuxième de M. Sénéchal (de la Maison-Blanche).

Nous ne reçûmes pas une seule réponse aux lettres adressées aux sages-femmes. Nous écrivîmes alors une deuxième lettre aux fabricants. Cette lettre était ainsi conçue :

Paris, le 10 mars 1858.

MONSIEUR,

J'ai eu l'honneur de vous adresser une lettre relative : 1° à la santé des ouvriers qui travaillent à la préparation des allumettes chimiques ; 2° à des faits observés sur les femmes enceintes qui travaillent dans vos fabriques.

Ma lettre, écrite dans un but d'utilité publique, est restée sans réponse. Je viens, monsieur, vous renouveler ma demande.

J'ai l'honneur, etc.

Signé : A. CHEVALLIER.

Nous reçûmes par suite de cette seconde lettre dix réponses, mais elles ne donnaient pas de détails pouvant nous aider à élucider la question.

Dans la première, le sieur L... déclarait que, depuis vingt-quatre ans qu'il travaillait, il n'avait pas vu d'ouvriers de sa fabrique malades ; que sa femme qui travaille depuis son enfance a eu quatre enfants qui sont bien portants.

Dans une note jointe à cette lettre, un fabricant M. C... donne des renseignements semblables à ceux fournis par M. L....

Dans la seconde, le fabricant nous dit que ses ateliers sont construits de façon à ce que la santé des ouvriers ne soit pas compromise.

Dans la troisième, le sieur H..., qui occupe vingt ouvriers ou ouvrières, a eu un homme qui a été atteint d'une nécrose maxillaire. Il dit que cet ouvrier était sale et même dégoûtant, qu'il n'a rien remarqué chez les ouvrières enceintes, mais que celles-ci ne travaillent qu'à mettre des bois non enduits de pâte dans les presses ; que sa femme, depuis 1851, a eu trois beaux enfants se portant bien ; qu'il a remarqué que la nécrose maxillaire se développe *lors de l'arrachage des dents* ou *lorsque la mâchoire est mauvaise.*

Dans la quatrième, la dame M... me dit qu'elle a le bonheur d'avoir toutes ses ouvrières en bonne santé.

Dans la cinquième, M. T... dit qu'il n'est pas compétent pour répondre utilement aux questions posées ; cependant il établit que la manipulation du phosphore n'est pas salubre ; que, dans certains cas donnés, il est possible que le travail des allumettes puisse déterminer les accidents signalés dans la lettre circulaire; qu'il est certain que ces accidents sont favorisés autant par la mauvaise condition des lieux où l'on fabrique, et par l'insouciance et la malpropreté chronique des ouvriers que par l'action du phosphore; qu'en face du poison, il appartient au fabricant comme à l'ouvrier de chercher les palliatifs de ce poison; que, selon lui, les antidotes ne manquent pas; qu'il faut une propreté opiniâtre dans les pièces où l'on travaille; qu'il faut toujours un air frais soigneusement entretenu, afin de faciliter l'évaporation de l'air phosphoré; il établit, en outre, qu'il faudrait dans chaque fabrique :

1° Avoir une fontaine fermée à clef qui fournirait de l'eau par un robinet, de façon à ce que l'ouvrier puisse se laver les mains en faisant usage de savon ou de terre glaise; qu'à l'aide de ce lavage, il ferait disparaître la pâte, dont la plupart du temps ses mains restent maculées, même lorsqu'il prend ses repas, ce qui n'est pas sans danger;

2° Purger chaque jour les ateliers des déchets, des détritus, qui entretiennent d'une façon permanente des odeurs asphyxiantes. « Malheureusement, dit M. T..., la plupart du temps ces moyens hygiéniques manquent, et les précautions de salubrité sont négligées. »

M. T... émet le vœu que, dans l'intérêt de tous, il soit fait par l'administration pour les fabriques d'allumettes, ce qui a été fait pour les machines à vapeur : c'est un règlement motivé qui serait affiché dans les ateliers, afin que les ouvriers soient tenus de s'y conformer, chargeant le chef d'atelier ou le propriétaire de la fabrique de le faire exécuter.

M. T... termine sa lettre de la manière suivante :

« D'après ce qui vient d'être dit, je n'entreprendrai pas de répondre aux diverses questions sur l'empoisonnement et les avortements que vous signalez; s'ils existent, ils sont le complément forcé de toutes les causes que je viens d'énumérer; pour mon compte, je n'ai jamais eu à les déplorer. »

La sixième de M. F... contient les détails qui suivent :

« Je n'ai pas remarqué que les femmes qui travaillent à la préparation des allumettes, soient plus malades dans leurs grossesses que d'autres ; relativement à celles dont les enfants ne viennent pas à bien, je l'attribue autant et plus au manque du nécessaire et aux excès qu'à leur profession.

» Je n'ai jamais vu d'avortement, et les ouvrières raisonnables élèvent bien leurs enfants ; ils viennent bien.

» Il y a vingt-cinq ans que je pratique, et *je m'exerce à en remarquer le mal*. Je n'ai point vu de cas d'empoisonnement suivi de mort ; ce qui s'observe, c'est *le mal des os de la mâchoire*, encore a-t-on remarqué qu'il n'avait agi que sur *des sujets peu sains et vivant alternativement d'excès et de privations*.

» *L'état n'est pas avantageux à la santé ;* j'ai travaillé moi-même cinq à six ans dans les plus mauvaises conditions, et je n'ai pas été malade. Ce qui gêne le plus les ouvriers, et ce qui cause en grande partie les accidents, c'est le manque d'aération qui se fait très souvent observer dans les fabriques ; aussi, l'ayant éprouvé moi-même, j'ai fait de mon mieux pour que mes ouvriers n'y soient point exposés. Je crois que c'est par suite de ces soins que je dois de ne pas avoir eu à constater les cas que vous me signalez. »

M. F... dit encore qu'il a chez lui, depuis douze ans, des ouvriers qui ont commencé enfants, et qui n'ont jamais eu de nécrose maxillaire. Il termine en insistant sur le besoin d'une bonne aération.

La septième est de M. M..., qui fait connaitre qu'il fabrique depuis douze ans, qu'il a été placé dans des conditions qui lui ont permis d'observer les inconvénients et les dangers qui peuvent résulter de la manipulation de la pâte phosphorée, qu'il ne peut cependant signaler des cas positifs, quoiqu'il sache que l'*état est contraire à la santé*, surtout pour les ouvriers qui manipulent la mixtion au phosphore, qu'*il y va quelquefois de la santé.* La cause de son silence résulte de ce qu'il est dans des conditions exceptionnelles, qui ne lui permettent pas de citer un exemple des dangereux effets, *quoiqu'il en existe assez communément dans les fabriques.*

La huitième est de M. B..., qui, fabricant depuis douze ans, dit qu'il ne s'est jamais aperçu des effets du phosphore sur les ouvriers hommes, femmes et enfants.

La neuvième est de M. D..., qui a trouvé commode, pour ne pas répondre à notre lettre, de dire qu'il ne l'avait pas reçue.

La dixième est de M. C..., qui nous fait connaître que s'il n'a pas répondu à notre première lettre, c'est qu'il n'y attachait rien de sérieux, de nature à compromettre la santé des ouvriers.

Répondant ensuite à nos questions, il établit qu'une femme qui est enceinte, et qui commence à travailler à la fabrication des allumettes chimiques, *peut, par suite de l'odeur du phosphore, éprouver des coliques et des vomissements;* mais qu'il est un fait certain, c'est que la femme qui n'est pas enceinte peut s'occuper sans danger de la préparation de l'allumette chimique ; que sa femme et ses enfants qui s'occupent de ce travail ne sont jamais indisposés.

Que, pour qu'il y ait danger pour les ouvriers, il faut qu'il y ait *imprudence* ou *malpropreté* de la part des ouvriers qui, quelquefois, mangent leurs aliments sans prendre la précaution de se laver les mains. M. C... insiste sur les soins de propreté.

Cet industriel dit encore que ni lui, ni les siens, n'ont jamais éprouvé d'accidents graves ; qu'ils les ont évités en apportant des soins minutieux lors de la fabrication.

Selon lui, la fabrication des allumettes chimiques serait moins insalubre, si ce travail se faisait dans des locaux plus vastes, et il attribue des dangers au défaut d'air.

On voit que le résumé de toutes les lettres que nous venons

d'analyser, ne peut permettre de résoudre la question que nous cherchions à élucider. Cette question ayant cependant de la gravité, elle pourrait être étudiée dans les fabriques par les ordres de l'administration et par les médecins des localités où elles se trouvent établies, comme on le fait pour les fabriques de céruse, en se plaçant dans des conditions convenables pour arriver à la vérité, ce qui nous semble cependant très difficile.

Quoique nous n'ayons pas atteint le but que nous nous proposions dans notre enquête, il n'en résulte pas moins une certaine utilité : c'est la démonstration :

1° Qu'il faut forcer les ouvriers qui préparent les allumettes chimiques à prendre des soins de propreté ;

2° Qu'il faut enjoindre aux fabricants d'aérer largement leurs ateliers, et de fournir à leurs ouvriers de l'eau en quantité convenable, pour qu'ils puissent se laver les mains avant le repas ;

3° C'est qu'il faut demander à l'administration la publication d'un règlement, qui, affiché dans les fabriques, donnera de la force aux patrons, lorsqu'ils voudront exiger des ouvriers insouciants la propreté nécessaire à l'entretien de leur santé.

DU DANGER QUI RÉSULTE DES ALLUMETTES CHIMIQUES ORDINAIRES SOUS LE RAPPORT DE L'INCENDIE.

S'il est un danger imminent qui menace la société tout entière, qui prive de sécurité les habitants des villes et surtout les habitants des campagnes, c'est la profusion avec laquelle sont vendues les allumettes chimiques ordinaires ; le peu de soin avec lequel elles sont transportées et livrées au public ; l'insouciance et la négligence de ceux qui en font usage, enfin les accidents qui résultent de cette insouciance et de cette négligence. Si une enquête était faite, par ordre de l'administration, par MM. les préfets, les faits révélés par cette enquête seraient tels, qu'il est probable que l'administration ferait, nous n'en doutons pas, comme M. le maréchal Randon ; et qu'elle prendrait des mesures pour que le danger devînt moins grand, et qu'on ne fît plus usage d'allumettes s'allumant par le simple frottement sur les corps divers (1).

Déjà une foule de réclamations ont été faites à ce sujet, et nous avons eu entre les mains une pétition des fabricants d'ébénisterie, qui établissaient que les allumettes entre les mains de leurs ouvriers les exposaient à l'incendie ; en effet, ils mettent dans leurs poches ces allumettes qu'ils laissent tomber dans les copeaux, de telle sorte qu'il peut y avoir inflammation lorsqu'ils marchent dessus.

Dans la séance du 30 avril, le conseil d'administration de la Société d'assurances mutuelles contre l'incendie prenait la délibération suivante :

Le Conseil, attendu que les divers produits présentés depuis plusieurs années, et tout récemment encore au public, pour mettre à chaque instant du feu à sa disposition, ont fourni de nombreux exemples que les hommes malveillants ou ignorants y ont trouvé des moyens sans danger pour eux de compromettre plus ou moins gravement les personnes et les choses ;

Attendu que chaque jour on voit l'administration intervenir dans l'intérêt de la société pour interdire, ou au moins imposer des règles à certaines industries qui, si elles étaient abandonnées sans frein à l'individualisme, au lieu d'être utiles à la société, en deviendraient le fléau ;

Attendu que les divers procédés employés aujourd'hui pour la fabrication des allumettes, des boules fulminantes, des fagots volcaniques et autres produits analogues, paraissent devoir faire ranger

---

(1) Il est vrai qu'on a dit que les frottoirs n'étaient pas nécessaires pour les allumettes au phosphore rouge ; *ce seraient des essais à répéter*. Il faut, d'après ce que nous avons vu, frotter fortement, avoir un corps sur lequel on puisse opérer ce frottement plusieurs fois, et souvent l'allumette s'est brisée, sans avoir produit de feu.

Ce qu'il faut pour diminuer les accidents, c'est d'avoir des allumettes qui ne puissent s'allumer qu'en faisant usage d'un frottoir ; si l'on ne fait pas cesser le danger, on le diminuera.

ces procédés au nombre de ceux qui compromettent au plus haut degré les propriétés publiques et privées; arrête :

M. le directeur est autorisé à appeler l'attention de M. le préfet de police sur cette importante question, et à réclamer de sa sollicitude bien connue un arrêté qui prohibe ou au moins réglemente ces industries, de manière que les dangers nombreux et continuels que présentent leurs produits disparaissent, sinon en totalité, du moins en partie.

Des fabricants d'allumettes chimiques adressèrent, le 14 novembre 1846, à M. le ministre du commerce et à M. le préfet de police, des pétitions relatives à la vente des allumettes chimiques. Copies de ces pétitions furent transmises à des membres du conseil de salubrité; l'une d'elles portait quarante et une signatures.

Nous en donnons ici la copie :

Les principaux fabricants d'allumettes chimiques ont eu l'honneur, dans le courant de juin dernier 1846, de vous prier d'empêcher un mode de vente de leurs produits qui, par le danger qu'il présente, peut compromettre une industrie qui prend chaque jour une plus grande extension.

Ce danger consiste à laisser circuler des allumettes chimiques en vrac ou en paquets et distribuées aux débitants des localités. Dans cet état ces allumettes qui s'enflamment au moindre choc et au plus léger frottement, présentent les plus grandes chances d'incendies, c'est ce que l'expérience n'a que trop souvent confirmé.

Quand elles sont enfermées dans des boîtes qui n'en contiennent pas plus de deux à cinq cents, elles présentent moins de danger. Il est prouvé que si elles s'enflamment par un choc quelconque ou par leur chute, elles s'éteignent immédiatement faute d'élément de combustion (l'air).

C'est donc pour faire cesser ce danger qui compromet d'une manière si grave la fortune publique, et pour rassurer le commerce et surtout les commissionnaires de roulage, qui la plupart refusent de se charger de cet article, crainte d'accidents, que les soussignés ont recours à vous pour vous prier d'interdire aux fabricants de sortir des allumettes de leur fabrique autrement qu'en boîtes, et aux marchands détaillants le transport et la vente desdites allumettes autrement qu'en boîtes, et sous peine d'amende.

D'interdire aussi les fabrications dans l'intérieur des villes : le contrôle aux barrières sera très essentiel pour empêcher l'entrée des paquets. Cette mesure de sûreté est en vigueur depuis longtemps chez les autres puissances.

Nous avons l'espoir que cette demande appuyée de la signature des principaux commissionnaires de roulage méritera votre attention, tant dans l'intérêt du public que dans celui de notre industrie.

Dans cette attente, etc. (Suivent les signatures.)

Déjà ce que demandaient les fabricants d'allumettes chimiques avait été fait, et une ordonnance de police de 1838 établissait :

1° Que les allumettes chimiques ne devraient pas être vendues sur la voie publique.

De plus, une circulaire du 30 novembre 1836 prescrivait que les allumettes chimiques devaient toujours être tenues dans des boîtes fermées.

Cette circulaire fut suivie d'une autre, rappelant celle qui portait la date du 30 novembre 1836 ; elle est ainsi conçue :

République française. — Préfecture de police, 2e division, 4e bureau.

Paris, 6 février 1850.

MESSIEURS,

Par une circulaire du 30 novembre 1836, l'un de mes prédécesseurs vous à invités à tenir la main à ce que les allumettes *chimiques fussent toujours tenues dans des boîtes fermées.*

Cette disposition essentielle n'est pas observée par les détaillants, et c'est à des négligences de cette nature qu'il faut attribuer des accidents qui se renouvellent assez fréquemment.

D'un autre côté, la vente de ces allumettes sur la voie publique est formellement défendue par l'art. 6 de l'ordonnance de police du 21 mai 1838, et l'administration ne doit rien négliger pour faire cesser cette vente qui peut donner lieu à de graves accidents.

Je vous invite en conséquence, messieurs, à prévenir tous les détaillants d'allumettes établis dans votre quartier ou commune qu'ils doivent les tenir et les vendre dans des boîtes fermées, et à vous opposer à toute vente sur la voie publique desdites allumettes.

Veuillez bien, messieurs, me faire connaître le résultat de vos recommandations et des soins que vous aurez pris pour assurer l'entière exécution de mes instructions.

Recevez, etc. *Le préfet de police*, CARLIER.

A messieurs les maires et commissaires de police du ressort de la préfecture.

Malgré la publication de ces circulaires, divers fabricants ne se conformèrent point aux sages prescriptions de l'administration ; en effet, en 1837, en avril et en juin 1847, des plaintes nombreuses étaient adressées à M. le préfet de police ; parmi ces plaintes, nous ferons connaître celles :

1° De la Société d'assurance, *les Parisiennes ;*

2° D'un fabricant, M. Langlois.

Plainte de la Compagnie les Parisiennes, *société d'assurances mutuelles contre l'incendie.*

Paris, le 14 avril 1847.

Monsieur le Préfet,

Depuis l'invention des allumettes chimiques, déjà cause de tant d'accidents et même de désastres, une déplorable émulation semble s'être emparée de certaines spéculations pour créer et propager les matières presque spontanément inflammables sous les formes les plus dangereuses.

Ainsi, après les allumettes chimiques avec ou sans explosion abandonnées sans aucune mesure de précaution à tous les chocs et à toutes les mains (même à celles des enfants dont elles sont le jouet habituel), on a vu apparaître cet hiver les fagots volcaniques composés de minces morceaux de bois soudés par de la résine, puis les boules inflammables faites de copeaux déjà si combustibles, rendus plus actifs par une liaison de même nature.

Tous ces produits incendiaires se trouvent réunis et exposés en vente dans les magasins d'épiceries, qui renferment des huiles, du beurre, des essences, du suif, de la cire, sous toutes les formes, des spiritueux, etc., etc., ainsi que chez les marchands de bois et de charbon en détail, les fruitiers, etc , etc. Ils doivent exister en quantité plus considérable encore dans les caves de ces industriels où le feu peut être si facilement mis par les soupiraux.

Il est impossible, monsieur le Préfet, de ne pas s'effrayer des effets désastreux que doit causer l'introduction de semblables matières dans l'intérieur de tous les établissements de commerce et des industriels, ainsi que dans tous les ménages. La maladresse, la négligence, l'inexpérience du plus grand nombre, les jeux de l'enfance, les passions criminelles de toute nature, y trouveront des aliments qui compromettent au plus haut degré la vie et la fortune des citoyens, comme les propriétés de l'Etat.

Nous ne pouvons douter, monsieur le Préfet, que la vente et la fabrication d'objets si dangereux en eux-mêmes et qui pourront le devenir plus encore par l'usage coupable que l'on peut en faire, ne tombent de droit sous votre surveillance.

Nous sommes également convaincus que si les conseils de salubrité étaient consultés à cet égard, ils partageraient les craintes que nous avons l'honneur de vous exprimer et reconnaîtraient qu'en supposant que ces matières ne contribuassent pas à accroître le nombre des incendies, ils en augmenteraient d'autant plus les dangers et les conséquences, que l'eau elle-même ne peut aider à en arrêter la combustion, et que la résine enflammée devenue liquide atteindra les objets éloignés que l'on pourrait croire hors de son contact.

L'effet indispensable de l'introduction de ces matières dans les usages journaliers, serait la ruine des Compagnies d'assurances, ou nécessiterait dans les conditions des polices, des changements onéreux pour tous les citoyens.

Il est dans le droit et le devoir de ces Compagnies, monsieur le Préfet (surtout les assurances mutuelles non spéculatrices), de vous signaler un danger sans cesse croissant sous des formes si variées, et de vous demander le remède pour la préservation de tous les intérêts et de l'ordre public.

Par toutes ces considérations, monsieur le Préfet, les membres des Conseils d'administration et des Comités de surveillance des Sociétés d'assurances mutuelles parisiennes, pour la garantie des mobiliers et des marchandises, ainsi que des risques locatifs et de voisinage, croient devoir, en vous signalant des dangers nouveaux, appeler sur ces périls votre plus prompte sollicitude et provoquer des mesures efficaces de surveillance et de répression.

Quant aux allumettes chimiques dont la fabrication, l'introduction et l'usage sont interdits d'une manière absolue dans plusieurs Etats (notamment en Sardaigne), puisque malheureusement l'habitude en a fait une nécessité, il conviendrait au moins d'en soumettre la vente et la garde à des précautions sanctionnées par une pénalité, qui puissent prévenir les accidents les plus faciles à éviter : ainsi, attendu qu'elles s'enflamment par le choc et par le frottement, il pourrait être ordonné qu'à partir d'une époque rapprochée, elles ne pussent sortir des fabriques et être expédiées ou exposées en vente que dans des boîtes de fer-blanc renfermant du sable, de la cendre ou même du son.

La vente en paquets devrait être défendue.

La fabrication des allumettes chimiques avec explosion pourrait sans inconvénient être permise, car le bruit de l'explosion peut dans beaucoup de cas être un avertissement et un préservatif utile contre la malveillance et la maladresse.

Quant aux fagots volcaniques et aux boules inflammables (dont l'usage est encore borné et l'invention nouvelle), ils ne sont pas devenus nécessaires et l'interdiction peut les frapper d'une manière absolue, sans atteindre d'autres intérêts que ceux des inventeurs imprudents qui tentent de les propager à leur profit particulier, au péril imminent de tout le monde.

Les interdictions et les précautions ordonnées pour le débit de la poudre à tirer, frappent, il est vrai, une matière dont l'usage est plus dangereux, mais il est infiniment plus borné et les accidents par là même sont rares, tandis que le péril des compositions que nous vous signalons, monsieur le Préfet, tend à se généraliser, introduisant dans tous les ménages, dans tous les établissements, ces véhicules du feu.

Il est donc urgent autant que légal de réglementer cette matière, soit par des ordonnances de police, soit par une loi. Des précautions analogues viennent d'être prises par le Gouvernement à l'occasion de la découverte de la poudre-coton.

Les Conseils d'administration et les Comités de surveillance des Sociétés mutuelles parisiennes, dans lesquels siégent des membres de la magistrature municipale gardienne de l'ordre public, viennent donc vous prier, monsieur le Préfet, de prendre leurs observations et leurs demandes en particulière considération.

Il s'agit en cela moins encore des intérêts qu'ils représentent que de l'intérêt général, de la propriété et de la vie des citoyens, non-seulement dans votre ressort, mais en France, dans les villes et dans les campagnes.

Nous sommes, etc., etc. (suivent les signatures des membres des Conseils d'administration et des membres des Comités de surveillance).

Lettre de M. Langlois.

Monsieur le Préfet,

J'ai eu l'honneur de vous adresser une pétition en date du 2 avril dernier, où je vous exposais la position fâcheuse dans laquelle me mettait la suppression de la vente d'allumettes chimiques autrement qu'en boîtes.

Jusqu'alors j'avais cru que les autres fabricants se conformeraient à votre ordonnance qui interdit la vente de ces produits en paquets, ou en petites boîtes, ce qui aurait établi une égalité pour chacun.

Je ne crains pas de vous signaler, monsieur le Préfet, qu'il semblerait qu'ils ont pris à tâche d'en fabriquer et d'en vendre plus que par le passé, et les mêmes qui vous ont adressé une pétition pour cette suppression n'ont pas montré l'exemple; ils en vendent en grande quantité, ce qui paralyse mes opérations commerciales, étant peut-

être le seul fabricant de ces produits qui n'en vend, mais très peu, qu'en boîtes, conformément au prescrit de votre ordonnance précitée, d'où il résulte, ainsi que j'ai eu l'honneur de vous en informer, que j'ai dû forcément en cesser la fabrication et renvoyer presque la totalité des ouvriers que j'y employais, ainsi qu'une partie de ceux de ma fabrique d'encre et de cirage, ces divers produits se vendant habituellement l'un avec l'autre.

Si mes confrères eussent respecté votre ordonnance comme moi, je n'aurais pas dû cesser ma fabrication, voir une partie de mes anciens ouvriers chez eux, faisant des paquets et des boîtes et voir chômer une fabrique, j'ose le dire, qui est la plus ancienne et la plus considérable de Paris, et pour laquelle j'ai fait des sacrifices immenses, douze chevaux, douze voitures, achat d'un grand terrain, bâtiments spacieux, éloignés des autres, matériel considérable; ma fabrique m'a coûté des sommes énormes, quelques centaines de mille francs. Si cela ne me portait qu'un petit préjudice, je ne voudrais certainement pas vous importuner, monsieur le Préfet, mais cet état de choses continuant, doit indubitablement m'occasionner des pertes considérables.

Les détaillants avec lesquels je traitais depuis l'année 1815, m'accusent de mauvais vouloir, et comme je suis peut-être le seul qui se soit conformé exactement et immédiatement aux dispositions de votre ordonnance, ils disent que les bénéfices pour moi en boîtes sont plus avantageux que les paquets, ce qui fait que je ne veux pas leur en vendre autrement, ce que mes confrères ne manquent pas de leur affirmer en leur offrant des paquets et des petites boîtes.

J'avais cru d'abord me disculper à leurs yeux par la voie des journaux en rappelant votre ordonnance qui m'a été signifiée ; j'ai abandonné ce projet, trouvant plus convenable, monsieur le Préfet, de vous exposer de nouveau ma position que je vous prie de prendre en considération.

J'ai l'honneur, etc., etc. (Un fabricant.)

D'autres lettres furent adressées à M. le préfet par M. le directeur de la compagnie *la Prudence*, qui transmit à ce magistrat une délibération du conseil d'administration.

Cette dernière pièce était ainsi conçue :

La Prudence, société d'assurances mutuelles, autorisée par ordonnance royale du 7 novembre 1841, pour la garantie des immeubles, meubles et marchandises, des risques locatifs et du recours des voisins, contre l'incendie, le feu du ciel et l'explosion du gaz à éclairer. Direction : rue de la Banque, 20.

Paris, le 4 mai 1847.

Le directeur de la Prudence *à monsieur le Préfet de Police.*

J'ai l'honneur de vous adresser l'extrait d'une délibération prise par le Conseil d'administration de *la Prudence.*

Comme vous le verrez, monsieur, le Conseil signale à votre attention les graves dangers, dangers de tous les instants, que présentent les produits véritablement diaboliques que l'imagination industrielle a créés depuis quelque temps, pour procurer aux populations les moyens d'obtenir plus promptement et plus facilement du feu.

Ne penseriez-vous pas, monsieur le Préfet, qu'il y aurait lieu à prendre un arrêté de l'espèce de ceux que vous rendez tous les jours, pour régler certaines industries qui compromettraient gravement la sécurité publique, si on les abandonnait sans frein à leur désir de gagner de l'argent?

Nous ne doutons pas, monsieur le Préfet, que depuis longtemps vous n'ayez, comme nous, aperçu le mal; nous sommes confiants dans votre expérience qui saura bien trouver les moyens de tranquilliser la population qui s'inquiète des dangers continuels dont elle est entourée.

Veuillez, monsieur le Préfet, etc.

Le directeur de *la Prudence.* Signé: LEFRANÇOIS.

La Prudence, société d'assurances mutuelles contre l'incendie, siége social à Paris, rue de la Banque, 20. Extrait du registre des délibérations du Conseil d'administration. Séance du 30 avril 1847.

Le Conseil, etc.

Attendu que les divers produits présentés depuis plusieurs années, tout récemment encore au public, pour mettre à chaque instant du feu à sa dispositon, ont fourni de nombreux exemples que les hommes malveillants ou ignorants y ont trouvé des moyens sans danger pour eux de compromettre plus ou moins gravement les personnes et les choses;

Attendu que chaque jour on voit l'administration intervenir dans l'intérêt de la société pour interdire, ou au moins imposer des règles à certaines industries qui, si elles étaient abandonnées sans frein à l'industrialisme, au lieu d'être utiles à la société, en deviendraient le fléau:

Attendu que les divers procédés employés aujourd'hui pour la fabrication des allumettes, des boules fulminantes, des fagots volcaniques et autres produits analogues, paraissent devoir faire ranger ces produits au nombre de ceux qui compromettent au plus haut degré les propriétés publiques ou privées;

Arrête:

Article unique.

M. le Directeur est autorisé à appeler l'attention de M. le Préfet de police sur cette importante question, et à réclamer de sa sollicitude bien connue un arrêté qui prohibe ou au moins règle ces industries, de manière que les dangers nombreux et continuels que présentent leurs produits disparaissent, sinon en totalité, du moins en partie.

Pour extrait conforme, *Le Directeur :* LEFRANÇOIS.

Malgré toutes les injonctions faites jusqu'ici, rien n'a été changé, et dans la plupart des boutiques tenues par les épiciers, les allumettes en vrac sont exposées au choc des divers objets, et si les incendies déterminés par ces allumettes ne sont pas plus considérables, il faut l'attribuer au hasard ; des faits démontrent cependant que les cas d'incendies sont possibles.

Nous pourrions citer un grand nombre de faits.

D'autres incendies ont été déterminés par les mêmes causes ; aussi avions-nous demandé que les allumettes chimiques soient conservées chez les épiciers dans des boîtes de tôle, fermées par un couvercle de même métal formant étouffoir. Mais peu d'épiciers se conforment à ces prescriptions ; nous avons même constaté que le sieur B..., rue C..., avait dans sa boutique *un plein tonneau en bois de sapin rempli d'allumettes chimiques.*

Nous avons pensé que nous rendrions nos recherches plus intéressantes en demandant à M. le colonel des sapeurs-pompiers des renseignements sur les accidents causés par les allumettes chimiques. M. le préfet de police a bien voulu autoriser nos recherches ; les renseignements obtenus sont consignés dans les tableaux qui se trouvent à la fin de ce travail comme pièces justificatives. Ils font voir que du 14 juillet 1839 au 22 mars 1858, il y a eu 171 cas d'accidents attribués positivement aux allumettes chimiques ; que, dans 100 ou 101 cas, il peut y avoir du doute, du vague, sur les causes ;

mais que 69 de ces cas étaient dus à l'imprudence constatée des parents; enfin que dans 69 cas, ce sont des enfants qui avaient déterminé les cas d'incendie.

Nous avions demandé à une certaine époque que les boîtes contenant les allumettes chimiques fussent établies de manière à *se fermer d'elles-mêmes, et qu'il y eût un secret pour les ouvrir*. Par là, on eût évité beaucoup d'accidents causés par les enfants; mais nous n'avons pas été entendu, ce qui a été et ce qui est la cause des sinistres qui se renouvellent tous les jours.

La lecture des journaux démontre qu'en province aussi bien qu'à Paris le danger augmente chaque jour, et qu'un grand nombre de propriétés ont été détruites par suite d'incendies, dont la cause a été attribuée le plus souvent avec raison aux allumettes chimiques; aussi trouve-t-on dans les journaux de septembre et d'octobre divers articles signalant des faits graves qui peuvent faire voir qu'il y a encore nécessité de s'occuper de la question.

Si une enquête sur tous les sinistres dus aux incendies déterminés par les allumettes chimiques était faite dans les départements, nous sommes convaincu que l'on reconnaîtrait que bon nombre de ces sinistres ont été la cause de pertes qui s'élèvent annuellement à plusieurs millions; en effet, des maisons, des fabriques, des fermes, ont été et sont détruites chaque jour par des incendies, et nous ne tenons pas compte des décès dus à ces petites machines incendiaires, décès qui ont surtout été constatés sur des enfants.

Nous rappellerons seulement ici pour mémoire que la magnifique filature de coton appartenant à M. de Montalembert, et qui avait été établie à Perrier-sur-Andelle (Seine-Inférieure), fut incendiée, et que l'enquête démontra que la cause de cet incendie était due à deux enfants qui s'amusaient à jouer avec des allumettes chimiques.

Cette perte, qui s'est élevée à 200,000 francs, payés par les compagnies *l'Urbaine*, *la Royale* et *le Phénix*, laissait sans travail et sans pain une multitude d'ouvriers.

Nous ferons connaître comme pièces justificatives à la fin de ce travail d'autres exemples qui font voir les graves dangers auxquels sont chaque jour exposées les personnes et les propriétés.

Plus tard, en 1858, nous adressâmes aux diverses Compagnies d'assurances la lettre ci-jointe :

Monsieur le Directeur,

M'occupant des graves inconvénients qui résultent de la fabrication des allumettes chimiques avec le phosphore ordinaire, je viens vous prier de m'éclairer sur les questions suivantes :

1° La fabrication des allumettes chimiques n'est-elle pas la source de nombreux cas d'incendies ?

2° La préparation d'allumettes, qui ne s'enflammeraient pas par le frottement, à moins que *ce frottement ne soit pratiqué* sur une plaque spéciale enduite de phosphore rouge, ne serait-elle pas une amélioration sous le rapport des incendies qui seraient en moins grand nombre ?

3° Y a-t-il des exemples d'incendies accidentels, par suite de la chute des boîtes contenant des allumettes mises dans les poches, d'allumettes qui seraient tombées dans des matières inflammables ?

4° La Compagnie que vous dirigez a-t-elle fait établir une statistique des causes d'incendie déterminés par les allumettes chimiques ?

5° Communiquerait-elle cette statistique ?

Veuillez, etc.

Sur douze lettres écrites et envoyées, nous avons reçu six réponses :

La première, de M. le directeur de la compagnie *l'Aigle*, qui nous a fait connaître qu'il est sur tous les points de notre avis, qu'il pense que la fabrication des allumettes chimiques par la méthode actuelle donne lieu chaque jour à une foule de désastres, résultats d'incendies occasionnés par l'imprudence, l'insouciance ou la malveillance des personnes qui se servent de ces allumettes ;

Qu'il est certain que, si par suite de modifications apportées dans la préparation des allumettes, l'inflammation ne pouvait plus se produire qu'à l'aide du frottement sur une plaque spéciale, enduite de phosphore rouge, le nombre des incendies diminuerait sensiblement; que la Compagnie n'aurait plus pour sa part autant à redouter l'imprudence des enfants, que trop souvent des parents insouciants ou des domestiques ignorants laissent jouer avec ces allumettes dangereuses;

Qu'il ne peut énumérer tous les sinistres occasionnés par les allumettes, et dont sa Compagnie, comme toutes les autres, a été la victime; que, s'il en avait fait dresser la statistique exacte, il nous en ferait bien volontiers la communication.

La deuxième, de M. le directeur de *la Paternelle*, dans laquelle on trouve les dires suivants : « Qu'il ne peut donner à nos questions de réponses authentiques, la Compagnie n'ayant pas fait établir la statistique des accidents déterminés par les allumettes chimiques, cependant il peut affirmer d'une manière positive : 1° que l'emploi des allumettes chimiques telles qu'elles sont livrées aujourd'hui au commerce, est la source de nombreux cas d'incendies;

2° Qu'un grand nombre d'incendies accidentels sont causés soit par suite de la chute des boîtes contenant des allumettes, soit par suite d'allumettes mises dans les poches.

3° Enfin qu'il pense que la préparation d'allumettes ne s'enflammant que par le frottement pratiqué sur une plaque spéciale, serait une grande amélioration et qu'on éviterait ainsi beaucoup d'incendies, et particulièrement ceux qui sont occasionnés par l'imprudence, l'insouciance et l'ignorance des enfants entre les mains desquels on a laissé les allumettes actuelles.

La troisième, de M. le directeur de la Compagnie *le Phénix*. Ce directeur dit : 1° Il est constant pour nous que la fabrication des allumettes chimiques est la source de nombreux cas d'incendies; 2° la préparation d'allumettes qui ne s'enflamment pas par le seul frottement sur un corps quelconque, serait une véritable amélioration sous le rapport des incendies; 3° qu'il y a des exemples, sans toutefois les préciser en ce moment, d'incendies accidentels provenant de la chute des boîtes d'allumettes dans des matières inflammables; 4° que la Compagnie du *Phénix* n'a pas établi un relevé statistique des incendies causés par les allumettes, mais qu'elle va le faire et qu'elle s'empressera de nous le communiquer.

Cette lettre contient aussi la phrase suivante :

« Croyez bien, monsieur, que nous prenons le plus vif intérêt aux efforts que vous tentez pour obtenir l'interdiction absolue de la fabrication des allumettes chimiques avec le phosphore ordinaire; si vous réussissez, vous aurez rendu un véritable service à la société tout entière. »

La quatrième est de M. le directeur de la Compagnie *l'Union*.

Voici le contenu de cette lettre :

« Nous sommes persuadés que l'usage des allumettes chimiques présente de grands dangers au point de vue des incendies, et qu'un grand nombre n'ont pas eu d'autres causes; mais il nous serait difficile de rien préciser à cet égard, car il est bien rare que nous puissions assigner à un sinistre son véritable principe et nous en sommes généralement réduits à des conjectures plus ou moins fondées.

Aussi n'avons-nous pas pu établir de statistique comme vous le pensiez. Nous sommes toutefois d'avis que des allumettes qui ne s'enflamment pas par le simple frottement contre un corps quelconque, mais qui prennent feu seulement par le frottement contre un objet recouvert d'un enduit spécial présentent beaucoup moins d'inconvénients, et qu'en en prescrivant l'usage à l'exclusion de toutes autres, on arriverait à diminuer le nombre des sinistres.

Nous ne pouvons donc voir qu'avec plaisir les efforts que

vous faites dans ce but, et nous souhaitons qu'ils soient suivis de succès.

La cinquième est de M. le directeur général de la Compagnie du *Soleil* qui contient les renseignements suivants : 1° La fabrication des allumettes chimiques est évidemment la source de nombreux incendies ; 2° il est également hors de doute que les Compagnies auraient à supporter bien moins de sinistres, si par un nouveau mode de préparation les allumettes ne pouvaient plus s'enflammer par le frottement, à moins que ce frottement ne fût pratiqué sur une plaque spéciale enduite de phosphore rouge ; 3° bon nombre d'incendies ont eu lieu, soit par la chute des boîtes contenant des allumettes, soit par des allumettes mises dans les poches, soit enfin par suite de leur chute dans des matières inflammables ; 4° la Compagnie n'a pas établi la statistique des sinistres causés par les allumettes.

La sixième est de M. le directeur de la Compagnie *le Nord*.

Cet administrateur répondait de la manière suivante aux questions que nous lui avions adressées : « 1° Oui, la fabrication des allumettes chimiques est la source de nombreux incendies ; 2° oui, je fais des vœux pour la propagation d'allumettes qui ne s'enflamment que par le frottement sur une plaque spéciale, je les accueillerai avec plaisir ; 3° oui, il y a de nombreux exemples d'incendies accidentels produits par la chute des boîtes contenant des allumettes, et de plus nombreux encore par suite d'allumettes qu'on met dans les poches, ou qui seraient tombées dans des matières inflammables : *les usines et fabriques en général et les filatures de coton et de laine en particulier, périssent très souvent par l'une des trois causes ci-dessus.*

» Une statistique des incendies déterminés par les allumettes chimiques, est chose presque impossible, LES SINISTRÉS se trouvant toujours très peu disposés à avouer des faits qui pourraient donner lieu de croire à un défaut de surveillance et de bonne tenue dans leurs ateliers.

» C'est l'unique raison qui a empêché notre Compagnie d'établir cette statistique, mais si de nouveaux renseignements vous sont utiles, je me mets à votre disposition. »

On voit par ce qui vient d'être dit qu'il est malheureusement démontré que la fabrication et, par suite, l'emploi des allumettes chimiques au phosphore ordinaire sont *une calamité publique*. En effet, non-seulement, des propriétaires peuvent être ruinés, mais de nombreux ouvriers peuvent, par suite d'un chômage forcé, être réduits à manquer de travail et de pain, des victimes peuvent trouver la mort par suite d'incendies.

DU DANGER QUI RÉSULTE DE L'USAGE DES ALLUMETTES CHIMIQUES SOUS LE RAPPORT DE L'EMPOISONNEMENT.

C'est en 1851 que l'attention publique fut appelée pour la première fois sur les empoisonnements déterminés par le phosphore faisant partie de la pâte qui se trouve sur les allumettes chimiques.

Jusque-là ce toxique n'avait pas été employé dans un but criminel ; un mémoire de M. Caussé (d'Alby) fut adressé en 1853 à M. le ministre des travaux publics, de l'agriculture et du commerce ; il faisait connaître six cas d'empoisonnements par le phosphore des allumettes ; il signalait la difficulté que le chimiste éprouvait pour reconnaître ce poison, et il établissait qu'en ajoutant aux allumettes un produit antimonié à la pâte qui servirait à les préparer, le chimiste rencontrerait moins de difficulté dans la constatation du crime (1).

(1) La constatation de l'existence du phosphore était difficile ; aujourd'hui, à l'aide de divers moyens qui ont été publiés, on arrive facilement à cette constatation.

Le mémoire de M. Caussé fit une grande sensation, il signalait des faits graves ; en effet, il démontrait l'immense danger qui menaçait la société, danger qui résultait : 1° de ce qu'on trouve dans le commerce et entre les mains de tout le monde une substance capable de donner la mort, substance dont l'action toxique commençait à être connue non-seulement des habitants des villes, mais encore des habitants des campagnes (1) ; 2° d'un poison qui est vendu sans précaution aucune et sans contrôle possible ; 3° de ce que ce produit est plus dangereux que l'arsenic : en effet, on sait comment on peut combattre les accidents déterminés par l'arsenic ; on sait le parti qu'on peut tirer de l'oxyde de fer hydraté, de la magnésie pour annihiler l'action de ce toxique, tandis que jusqu'à présent, on ne sait encore quel est l'antidote des préparations phosphorées (2) ; 4° de la difficulté qu'il y a dans le cas d'empoisonnement d'isoler le poison et de démontrer qu'il est l'agent employé *par l'empoisonneur*.

Depuis 1854 la question a grandi, l'action toxique du phosphore qui était ignorée, est malheureusement connue de toutes les classes de la société (3); aussi compte-t-on un grand nombre de suicides et d'empoisonnements par ce métalloïde (4).

Nous avons voulu avoir des renseignements certains sur les cas d'empoisonnement constatés par la justice; à cet effet, le 24 août 1859, nous nous adressâmes à M. le ministre qui voulut bien nous faire adresser la réponse suivante :

---

(1) Un paysan, aux assises du Loiret, disait avoir employé, pour empoisonner sa femme, la pâte qu'il avait détachée d'une livre (500 grammes) d'allumettes chimiques.

(2) Les allumettes, les pâtes phosphorées pour la destruction des animaux.

(3) Nous nous occupons en ce moment, de concert avec M. Raynal (d'Alfort) de l'étude de rechercher quels seraient les antidotes du phosphore.

(4) Parmi les tentatives d'empoisonnement par le phosphore, on doit citer celle faite sur madame Ristori.

Ministère de la justice. Direction des affaires criminelles et des grâces, troisième bureau.

Paris, le 26 septembre 1859.

MONSIEUR,

J'ai reçu votre lettre du 24 août dernier, dans laquelle vous me demandez divers renseignements au sujet des empoisonnements par le phosphore. J'ai attendu pour y répondre d'avoir pu recueillir sur les empoisonnements de l'année 1858, quelques indications qui me permissent de comprendre cette dernière année dans le relevé que vous trouvez ci-joint et qui donne les renseignements que fournissent sur ce sujet les comptes de la Justice criminelle.

Agréez, etc., etc. Le garde des sceaux, ministre de la justice.

Par autorisation, le secrétaire général, conseiller d'Etat, LASCOUX.

Tableau des crimes d'empoisonnement déférés aux Cours d'assises, de 1851 à 1858. Nature des poisons employés par les accusés.

	ANNÉES.								TOTAL.	MOYENNE annuelle.
	1851.	1852.	1853.	1854.	1855.	1856.	1857.	1858.		
Total des crimes d'empoisonnement compris dans les accusations de cette nature déférées aux Cours d'assises.	63	39	71	56	78	47	58	49	461	58
EMPOISONNEMENTS.										
Par le phosphore	13	3	4	12	21	14	23	20	110	14
Par l'arsenic	35	24	33	25	42	14	18	9	200	25
Par le sulfate de cuivre	2	5	10	8	4	2	8	5	44	5 1/2
Par d'autres toxiques divers dont chaque espèce présente peu de cas chaque année	13	7	24	11	11	17	9	15	107	13 1/2

NOTA. — Ce tableau ne comprend que les crimes qui sont soumis chaque année au jugement du jury. On a dû laisser en dehors, faute de renseignements suffisants, ceux qui restent sans poursuites quoique dénoncés à la justice, soit parce que les auteurs restent inconnus, soit qu'il n'ait pas été recueilli de charges assez fortes contre les auteurs désignés : leur nombre peut être évalué au tiers de celui des crimes jugés.

On ne peut répondre non plus à quelques autres questions posées dans la lettre du 24 août.

Seulement, quant au résultat des crimes, en ce qui concerne les victimes, ils sont énoncés ci-contre pour 1858.

On ne le pourrait pour les années antérieures, qu'à l'aide de recherches longues et difficiles.

Les 49 crimes d'empoisonnement jugés en 1858 se classent quant au résultat, ainsi qu'il suit :

	Crimes suivis		Tentatives sans effet.
	de mort.	de maladie.	
Empoisonnement par le phosphore. . .	10	5	5
— par l'arsenic	3	4	2
— par le sulf. de cuivre.	»	4	»
— par d'autres toxiques	6	1	8
Tous les empoisonnements sans distinction.	19	14	15

La nature du poison employé pour commettre le crime n'exerce aucune influence sur la décision du jury.

La lecture du tableau joint à cette lettre démontre : 1° que dès 1851, le phosphore était déjà employé en France comme substance toxique, que déjà 13 cas d'empoisonnement avaient été le sujet de poursuites judiciaires; 2° que l'arsenic qui était le toxique le plus souvent usité par les criminels, est maintenant beaucoup moins employé, tandis que le phosphore est mis en usage dans un plus grand nombre de cas. En effet, on voit en consultant le tableau qu'à partir de 1856 on a compté autant de cas d'empoisonnement par le phosphore que par l'arsenic; qu'en 1857 le phosphore a été employé 23 fois, l'arsenic 18 fois; qu'en 1858, le phosphore a été employé 20 fois, l'arsenic 9 fois; enfin qu'en 1859, on a compté 49 cas d'empoisonnement, 25 cas d'empoisonnement par le phosphore, 9 par l'arsenic; 3° que dans l'espace de 7 années, on a compté 110 cas d'empoisonnement par le phosphore, 200 par l'arsenic; 4° que les cas de mort déterminés par l'empoisonnement par les préparations phosphorées, se sont élevés en 1858 à 10. Que le danger que courent les victimes est plus grand par le phosphore que par l'arsenic.

QUELS SONT LES MOYENS A EMPLOYER POUR PRÉVENIR LES DANGERS QUE COURENT LES OUVRIERS, LES DANGERS D'EMPOISONNEMEMT, LES DANGERS D'INCENDIE?

Selon nous, les moyens qu'il faudrait mettre en pratique pour prévenir les dangers que courent les ouvriers, ce serait de substituer au phosphore ordinaire qui répand des vapeurs auxquelles nous attribuons, d'accord en cela avec tous ceux qui ont étudié la question, *la nécrose maxillaire*, le phosphore amorphe qui ne répand pas de vapeurs phosphorées, cause de ces nécroses (1).

Dès cette époque nous avions prié des fabricants d'allumettes chimiques, notamment M. Camaille, de préparer d'après nos idées des allumettes chimiques avec le phosphore rouge, ce qui fut fait (2); selon nous, ces allumettes ne pouvaient remplir qu'une partie du but que nous nous étions proposé d'atteindre. *Elles pouvaient produire du feu et elles ne pouvaient servir à l'empoisonnement, de plus les ouvriers qui auraient procédé à leur préparation n'auraient point eu à craindre d'être atteints de la nécrose maxillaire*, mais ces allumettes pouvaient s'enflammer par le frottement sur tous les corps rugueux.

Depuis, le progrès se fit : MM. Coignet se lièrent d'intérêts avec un Suédois, M. Lundstrom, qui avait eu l'heureuse idée de préparer des allumettes qui ne contenaient pas de phosphore et qui ne s'enflammaient pas par le simple frottement. Ces allumettes, lorsqu'on voulait avoir du feu, étaient frottées

(1) Nous croyons que nous sommes le premier (sauf erreur) qui ayons eu l'idée de proposer le phosphore rouge pour la fabrication des allumettes chimiques. La preuve de cette assertion se trouve dans le Rapport que nous avons lu à l'Académie impériale de médecine, le 12 septembre 1854 (*Bull. de l'Acad.*, t. XIX, p. 1072). M. Preshel essaya, il est vrai, de préparer des allumettes avec ce phosphore, mais d'après M. Stas, elles étaient trop explosibles.

(2) Les allumettes préparées par M. Camaille furent présentées au Conseil de salubrité; elles s'allumaient sans explosion.

sur une plaque spéciale revêtue d'une préparation dans laquelle on faisait entrer le phosphore amorphe.

On a dit que ces allumettes s'enflammaient par le frottement sur d'autres corps que sur la plaque spéciale, mais nous avons souvent essayé, et d'accord avec ce qu'avait constaté M. Bertin, professeur de chimie, membre de l'Académie royale de Suéde, nous avons souvent cassé les allumettes sans pouvoir déterminer l'inflammation.

La découverte de M. Lundstrom satisfaisait un besoin immense; en effet, ces allumettes présentaient les avantages suivants. Elles ne pouvaient :

1° Déterminer chez les ouvriers les maladies qu'ils contractent par suite de leur séjour dans les vapeurs résultant de l'exposition à l'air du phosphore ordinaire;

2° Elles n'offraient pas de dangers d'empoisonnement;

3° Elles donnaient lieu à une diminution des dangers d'incendies, et surtout des accidents déterminés par l'insouciance des parents qui laissent des allumettes chimiques entre les mains des enfants.

Les allumettes Lundstrom sont-elles les seules qui présentent ces avantages? Nous le croyons; cependant il est d'autres allumettes qui ont été présentées comme ne pouvant s'enflammer sans le contact d'un ingrédient ou d'une réaction particulière, telles sont :

1° Les allumettes de Romer (de Vienne) qui étaient composées de chlorate de potasse, de soufre, de gomme arabique, de cinabre, mais il fallait tremper le bout de l'allumette dans de l'acide sulfurique; elles se rapprochaient *des briquets dits oxygénés.*

2° Les allumettes Merckel qui avaient de l'analogie avec les précédentes et qui étaient préparées avec : chlorate de potasse, 498; fleurs de soufre, 410; gomme arabique, 73,8; sulfure de plomb, 25.

3° Les allumettes de Vienne préparées avec le chlorate de

potasse, 1 partie; sulfure d'antimoine, 2 parties; gomme, quantité suffisante.

Ces allumettes s'enflammaient lorsqu'on les frottait vivement entre les deux parties d'une carte reployée qui était enduite de sable fixé sur la carte.

4° Les allumettes Merckel préparées avec : chlorate de potasse, 42; sulfure d'antimoine, 76; gomme arabique, 4; gomme adragante, 4.

Ces allumettes s'enflammaient lorsqu'on les frottait sur des tissus recouverts d'un enduit qui était composé d'hydrochlorate (1), 160; gomme arabique, 500; pierre ponce en poudre, 300; minium, 36.

Madame Merckel avait aussi préparé des allumettes dites pyrogénées avec : charbon en poudre, 100; gomme arabique, 60; nitrate de potasse, 100; papier sans colle, 100; mais ces allumettes étaient avouées pâtes phosphorées en raison de la composition inflammable qui les *amorçait*, par conséquent elles pouvaient servir à l'empoisonnement.

5° Les allumettes Canouil composées de chlorate de potasse, 75; bioxyde de plomb, 35; pyrite de fer, 35; enfin de gomme ou de dextrine, 10.

6° Les allumettes Hochstaetter composées de chromate de potasse, 4 parties; chlorate de potasse, 16 parties. Faisant un mélange de ces deux substances en se servant pour intermède d'eau chargée d'une matière gommeuse, prenant ensuite : peroxyde de plomb, 9 parties; sulfure de mercure rouge, 35 parties, faisant une seconde pâte, mêlant cette pâte à la première et trempant dans le mélange la partie soufrée des allumettes ordinaires.

Viennent ensuite les procédés Lundstrom et Coignet.

Le premier qu'on attribue à Boetteger et qui avait été mis

---

(1) Madame Merckel ne désigne pas quel est l'hydrochlorate qu'elle employait.

en pratique par MM. Preshel et Bernard Furth, de Schuttelhofen, en Bohême. Mais rien dans ces faits n'empêchera les allumettes qui ne s'enflamment que sur une plaque spéciale d'être les plus convenables, puisqu'elles peuvent prévenir un très grand nombre de sinistres. Si le gouvernement prenait le parti de n'autoriser l'usage que de semblables allumettes, ce serait aux fabricants à examiner les modes qui sont à mettre en pratique, et de s'assurer si les brevets délivrés jusqu'ici ont de la valeur.

Pour nous, nous eussions désiré que l'administration prît une mesure qui aurait satisfait tout le monde. Cette mesure serait le désintéressement du possesseur du meilleur brevet et la mise des procédés contenus dans ce brevet dans le domaine public ; par ce mode de faire, on n'aurait plus à craindre de *maladies pour les ouvriers, d'empoisonnement, ni de suicides par les allumettes, enfin de ces sinistres qui chaque année déterminent des pertes qui doivent s'élever à des sommes considérables* (1).

La question que nous traitons ici a attiré l'attention d'un grand nombre de personnes qui s'occupent d'hygiène et de salubrité, personnes parmi lesquelles on doit citer en France MM. Devergie, Gaultier de Claubry, Cadet-Gassicourt, Poggiale, Tardieu, Caussé (d'Alby), Glenard, Sédillot, Gendrin, Roussel, Henry fils, Chevallier fils, Strohl, Lailler, Trélat, etc. En Allemagne, Neuwmann, Richter, Winter, de Bibra, de Vry. Un auteur dans le journal *Schmidts Jahrbücher der in- und ausländischen Gesammten* a publié des observations qui font connaître :

1° Les dangers qui résultent des préparations phosphorées :

---

(1) M. D....., de Mulhouse, nous demandait si on ne pouvait pas exproprier l'auteur du meilleur procédé de préparation des allumettes, puis imposer les allumettes pour le payement des sommes allouées et désintéresser le vendeur. Nous n'avons pu répondre à cette question administrative.

on y signale 8 cas de suicide et 16 cas d'empoisonnements volontaires, 5 cas d'empoisonnements accidentels; dans les 16 cas d'empoisonnements volontaires, il y eut 7 décès et 9 guérisons;

2° Que de 1824 à 1838, le nombre des suicides et des empoisonnements par le phosphore avait été en augmentant avec une recrudescence, tandis que les empoisonnements par l'arsenic avaient diminué dans des proportions semblables (nous avons démontré plus haut la vérité de cette assertion) (1);

3° Qu'il y a nécessité de n'employer à l'avenir pour la préparation des allumettes chimiques que le phosphore amorphe;

4° Qu'en proscrivant l'usage du phosphore ordinaire, on peut s'attendre à une diminution dans les cas d'homicides et d'empoisonnements;

5° Qu'on préviendra la fréquence des incendies et les maladies des os chez les ouvriers;

6° Qu'il faudrait que le commerce du phosphore fût soumis aux mêmes règlements que ceux qui régissent la vente des poisons, que sa vente libre fût partout interdite;

7° Que ce règlement si nécessaire a été fait en Saxe depuis 1857 et a été converti en loi;

8° Que la même question a été traitée dans un rapport de la députation scientifique pour les affaires médicinales de Berlin (*Vissenschaft der Med.* XIII, p. 285, avril 1858);

9° Que ce travail d'une grande lucidité est intitulé: *Règlement à prescrire et à mettre en usage dans les fabriques d'allumettes chimiques pour préserver les ouvriers qui y travaillent contre les maladies provenant du maniement du phosphore;*

---

(1) Ces faits s'expliquent puisque l'on sait que les allumettes chimiques ont été employées d'abord en Allemagne, puis en France, de telle sorte qu'on a dit longtemps, en parlant de ces préparations: *Allumettes chimiques allemandes.*

10° Qu'il résulte du résumé des faits et du rapport du gouvernement royal de la Prusse et de la haute police du royaume, que la députation n'a remarqué ni à Berlin, ni dans les autres localités de la Prusse, aucune affection des organes respiratoires;

Que les rapports reçus de soixante-quinze fabriques donnent un chiffre total de trente-cinq à quarante-cinq cas de nécroses des mâchoires, reconnus et constatés par les autorités (1);

Que le nombre des ouvriers qui travaillent dans les fabriques et que l'intervalle de temps écoulé jusqu'à l'apparition de la maladie ne figurent pas sur ce relevé;

Que dans une fabrique de Berlin assez bien tenue, occupant trente-cinq ouvriers, il y a eu quatre cas de maladie dus au phosphore. Deux cas seulement ont été portés à la connaissance des autorités préposées à la surveillance de cette fabrique;

Que sur ces trente-cinq ouvriers, plus de la moitié sont employés à des travaux qui ne font courir que peu ou pas de danger pour la santé, d'où il résulte que des seize ouvriers qui restent et sont employés au travail dangereux de la fabrication, quatre, ou environ 25 pour 100, ont été malades;

Que par un premier règlement destiné à prévenir les maladies que cause le phosphore, il faut empêcher que la volatilisation des vapeurs phosphorées ait lieu dans les locaux où les ouvriers travaillent, et si l'on ne peut facilement éviter entièrement cet inconvénient, il faut établir dans les ateliers une ventilation constante et rapide.

Ce règlement doit être maintenu avec une extrême rigueur. Les ouvriers ne doivent pas manger dans les lieux de travail, ils doivent avoir des habillements qu'ils revêtiront pour le travail et qu'ils quitteront quand ils se rendent chez eux.

Le rapport contient les opérations diverses de la fabrication

(1) Nous ne nous expliquons pas les chiffres 35 à 45, nous rappelons le texte.

et comment elles doivent marcher dans un établissement bien dirigé. Il mentionne spécialement une fabrique de Berlin. Dans cette fabrique qui était établie, n° 30, Neue Koënigs frosse, et qui appartenait à M. Schulze, les parties les plus importantes du *règlement* étaient strictement exécutées.

Les auteurs du travail dont nous rendons compte établissent qu'il est deux points importants à observer dans l'administration d'une fabrique d'allumettes :

1° De chasser des ateliers au moyen de la ventilation les vapeurs dangereuses qui sont produites par le phosphore ;

2° De prévenir par tous les moyens possibles l'introduction des vapeurs phosphorées dans l'économie animale.

Ils font connaître que la députation royale scientifique pour les affaires médicinales *à Berlin*, a proposé les mesures suivantes, pour faire cesser le danger de maladies qui résultent de la manutention du phosphore :

1° Que les bâtiments destinés à la fabrication des allumettes soient, autant que possible, éloignés les uns des autres ;

2° Que les chambres de travail soient toutes au rez-de-chaussée, d'une élévation de 16 à 18 pieds (5 à 6 mètres), qu'elles soient voûtées et isolées de tout autre atelier, ou de toute autre pièce destinée à l'habitation.

Un atelier doit être composé d'au moins trois pièces, deux grandes et une petite au milieu des deux autres.

Dans la première grande chambre, on placera les bois dans les machines ou *presses.*

Une partie de la petite chambre sert pour le desséchement : elle doit être voûtée et formée de pierres solides; en avant de cette chambre, on peut placer le poêle à soufre et l'appareil pour le trempage, s'il est possible de conduire ces deux opérations pendant le temps que reste vide la chambre à dessécher.

Il faudrait mieux faire marcher ces opérations dans une

chambre et mieux encore près la chambre du dessèchement.

Dans la seconde chambre, on retire les bois des presses, et on les met en paquets.

Lorsque les ouvriers quittent le travail, il faut s'occuper de l'assainissement des chambres, brûler les déchets dans le poêle et s'ils étaient considérables, on ferait mieux de les brûler sur une grille établie dans une cheminée ayant un bon tirage.

Il doit être interdit de jeter des débris dans des trous pratiqués dans la cour (1).

La députation scientifique pour éclairer les autorités chargées de la police de la santé et aider la surveillance qu'elle doit exercer sur les ouvriers, a demandé la mise en pratique des règlements mis en vigueur en Prusse, règlements qui prescrivent à chaque fabricant de tenir un livre pour l'inscription des noms des ouvriers qu'ils emploient, le jour de leur entrée, celui de leur sortie de la fabrique.

Ce livre doit renfermer une copie des règlements imprimés concernant la santé des ouvriers et les mesures préventives contre les incendies; il doit aussi renfermer des renseignements destinés à avertir les ouvriers des dangers qu'ils courent lorsque les dents se carient et les obligations qui leur sont imposées.

La police communale de la localité où est établie la fabrique doit aussi tenir un registre d'inscription de ces ouvriers, dans le but de pouvoir les avertir de la conduite à tenir dans ces fabriques.

Les autorités médicales du cercle doivent surveiller la santé des ouvriers et décider de leur admission.

Les fabricants qui ne se conformeraient pas à ces règlements et dans la fabrique desquels un ouvrier serait atteint

(1) On conçoit que ces débris, s'ils étaient lavés par l'eau de la pluie, empoisonneraient l'eau en pénétrant dans le sol.

d'une maladie due au phosphore, devraient perdre leur permission d'exploiter ce genre d'industrie (1).

MM. Richter et Winter disent que, nonobstant tous ces règlements, on ne parviendra jamais à préserver les ouvriers des dangers qu'ils courent; que, de plus, il reste toujours cette grave considération que le phosphore, qui est aussi vénéneux que l'arsenic, se trouve partout entre les mains du public, et devient la cause de nombreux malheurs et de crimes dus à l'emploi général du phosphore.

Qu'on devra considérer comme un grand bonheur la possibilité de pouvoir fabriquer avec le phosphore rouge des allumettes aussi bonnes que celles préparées avec le phosphore ordinaire.

A la sollicitation de la députation, M. Schulze a fait usage d'une formule recommandée par une commission instituée à Paris, près le ministère du commerce et des travaux publics. Il a préparé une pâte inflammable avec 20 parties d'une solution épaisse de gomme adragante, 1 partie 1/2 de chlorate de potasse, 6 parties de phosphore rouge, 10 parties de poudre de verre; il a vu que les bois trempés dans cette pâte s'enflamment bien, mais il a reconnu que la pâte ne s'attachait pas assez solidement au bois, pour être livrée au commerce et surtout pour subir le transport.

Le docteur Schulze a préparé une très bonne pâte se fixant bien sur les allumettes, mais elles exigent d'être frottées sur un carton enduit d'une couche formée de phosphore rouge et de gomme (2).

Il prépare cette pâte avec le chlorate de potasse, le manga-

---

(1) Nous devons considérer cette condition, comme ne devant pas être appliquée en France, car la maladie peut ne pas dépendre des soins apportés par le fabricant dans son établissement; on le punirait de faits qui ne dépendraient pas de lui et qui pourraient être dus à la constitution des ouvriers qu'il occupe.

(2) Comme on le voit, ce procédé est analogue à celui de M. Lundstrom.

nèse, le sulfure d'antimoine et la gomme ; le prix des allumettes ainsi préparées est un peu plus élevé que celui des allumettes ordinaires. Un million d'allumettes ordinaires coûte 112 fr. 50 c.

Un million d'allumettes nouvelles, avec les frottoirs, coûte 131 francs.

Malgré que les dangers qui menacent les ouvriers et la population soient minimes, quoiqu'ils s'évanouissent devant cette nouvelle fabrication par suite de l'innocuité du phosphore rouge, la députation scientifique n'a pas osé recommander *la proscription entière des allumettes ordinaires* par suite de l'usage général contracté par la population, et de l'utilité de ces allumettes lorsqu'elles sont bien fabriquées.

MM. Richter et Winter font quelques réflexions relativement à cette manière de voir, et ils pensent que les quelques dépenses en plus faites par les consommateurs seraient largement compensées par les avantages qui en résulteraient pour le public.

La députation a pensé, nous ne sommes pas de son avis, qu'au moyen d'avertissements réitérés adressés au public, on pourra lui faire perdre l'usage des allumettes ordinaires, et qu'on pourra obtenir l'emploi des allumettes préparées avec le phosphore amorphe.

Jusqu'ici, disent les auteurs du travail que nous analysons, les allumettes avec le phosphore amorphe ont eu peu de succès ; il est probable que peu à peu ces allumettes seront mieux appréciées, et que nous n'aurons plus à redouter les funestes effets de la préparation des allumettes avec le phosphore ordinaire.

MM. De Bibra et Geist (d'Erlangen) ont fait connaître à l'Académie impériale de médecine un travail intitulé : *Des maladies des ouvriers employés à la fabrication des allumettes phosphoriques, et spécialement de l'affection des mâchoires par la vapeur du phosphore.*

Les observations qu'ils ont recueillies portent sur soixante-quinze malades, parmi lesquels il n'y avait que cinq hommes, parce que peu d'hommes s'occupent de ce travail. L'issue de la maladie dans vingt-trois cas fut ignorée; dans cinquante-deux, on compte dix-neuf guérisons, seize morts et dix-sept malades encore en traitement; sur soixante et un cas le siége du mal est indiqué, il occupait les deux mâchoires six fois, la mâchoire supérieure seule vingt-cinq fois, la mâchoire inférieure trente fois.

M. Bouvier, qui fut chargé de faire un rapport sur ce travail (1), se montre partisan des allumettes chimiques *préparées* à l'aide du phosphore *ordinaire*, il émet l'idée que l'insalubrité de cette fabrication pourrait être jusqu'à un certain point atténuée en introduisant quelques perfectionnements dans les établissements industriels qui y sont consacrés, et en y faisant observer strictement les règles de l'hygiène; qu'il n'était pas nécessaire de demander dans ce but la prohibition absolue de la fabrication des allumettes au phosphore blanc.

M. Bouvier comparait les deux sortes d'allumettes par rapport à la santé des ouvriers, par rapport aux incendies et aux empoisonnements, et enfin par rapport à leur usage. M. Bouvier résume cette dernière partie de son rapport en ces termes :

« En résumant ce long parallèle des allumettes phosphorées et chloratées, je trouve que la question ne peut être résolue dans un sens absolu. En effet, dit-il, d'une part, le chlorate l'emporte sur le phosphore en ce qu'il est moins dangereux pour les ouvriers, en ce qu'il expose un peu moins aux accidents et aux chances d'incendies, et surtout en ce qu'il n'est pas vénéneux; mais d'un autre coté les briquets au chlorate sont évidemment moins avantageux pour l'usage que les allumettes phosphorées. Aussi le jury international

(1) *Bulletin de l'Académie de médecine*, 1860, t. XXV, p. 1031.

de l'Exposition de 1855, partant de ces deux points de vue différents, a-t-il été divisé sur la grave question de la prohibition des allumettes au phosphore blanc. Plusieurs membres furent d'avis que leurs propriétés vénéneuses étaient un motif suffisant pour que l'on dût en interdire la fabrication.

D'autres, convaincus que l'emploi d'une méthode pour se procurer facilement et promptement du feu est devenu d'une nécessité absolue pour la société par l'habitude qu'elle en a contractée, ont émis l'avis que cette interdiction devait être subordonnée à l'existence de moyens équivalents, et ne présentant point d'inconvénients ou de dangers aussi graves que ceux qu'on veut éviter. Sans doute, depuis 1855, l'industrie a fait un pas de plus dans la production de ces moyens équivalents, mais on ne saurait accorder qu'ils aient atteint dès aujourd'hui toute la perfection désirable. M. Stas, l'un des membres du jury de 1855, a conclu au nom du jury de la manière suivante : « En définitive, *la sécurité* n'est pas tellement en péril, qu'il faille provoquer une mesure qui entame si grandement le grand et fécond principe de la liberté de l'exercice de l'industrie proclamé par Turgot et sanctionné en 1789. »

Cette mesure, la prohibition des allumettes chimiques, qu'on ne trouvait pas urgente en 1855, l'est-elle en 1860 (1)?

M. Bouvier dit encore que MM. De Bibra et Geist, dans les dernières lignes de leur ouvrage, conseillent, comme moyens de prévenir les maux causés par le phosphore dans les fabriques d'allumettes, la publicité donnée aux dangers que courent les ouvriers (2). C'est aussi par la publicité, c'est

(1) Il me semble que la seule réponse à faire à M. Bouvier, c'est d'additionner le chiffre : 1° des *ouvriers nécrosés ;* 2° des *personnes empoisonnées.* Relativement à la question des incendies, les chiffres sont à établir. Ils doivent être immenses, encore ne sont-ils pas tous connus.

(2) M. Bouvier sait bien que ce qu'il propose ne peut être exécuté.

en éclairant les populations sur les dangers attachés à l'usage des allumettes phosphoriques, sur les avantages des allumettes au chlorate, que l'on peut lutter avec quelque chance de succès contre la faveur qui entoure les premières ; qu'on leur fasse une guerre incessante, que l'administration étende à tous les établissements publics la proscription des allumettes phosphoriques ordonnée par M. le ministre de la guerre pour les établissements de son ressort, que les médecins, les chimistes, convaincus de la nécessité de la prohibition, que MM. Tardieu, Chevallier, Devergie, Poggiale, que tous les membres du comité d'hygiène, des conseils de salubrité, prêchent d'exemple et s'interdisent l'usage des allumettes chimiques, qu'ils l'interdisent à leurs familles, à leurs subordonnés (1); que nos confrères de Paris et des départements agissent de même, qu'ils usent de leur influence auprès de leur clients pour que dans les villes, dans les campagnes, les chefs d'usines, les fonctionnaires, les appuient de leur exemple, de leur crédit, pour qu'ils appliquent l'interdiction privée aux établissements placés sous leur dépendance; que l'on s'attache à faire comprendre aux fumeurs la nécessité de s'imposer une peine légère, de s'assujettir à l'emploi des allumettes à frottoir spécial, pour mettre fin à des calamités déplorables; que de leur coté, les chimistes, les fabricants persévèrent dans la voie du progrès, qu'ils perfectionnent encore leurs produits de manière à fournir à la consommation à plus bas prix des allumettes sans phosphore blanc, qui satisfassent plus complétement aux exigences du public; et peut-être de ce concours d'efforts généraux, de cette croisade contre le phosphore, sortira un jour cette substitution si justement désirée, le remplacement

(1) L'ouvrier n'écoute pas les conseils qui lui sont donnés; il aurait peur, en évitant le danger, de passer pour un lâche aux yeux de ses camarades; de plus, souvent il ne veut pas croire au danger.

du phosphore vénéneux par les allumettes au chlorate, ou à toute autre substance qui ne soit pas un poison (1).

On voit que le rapport de M. Bouvier fait ressortir tous les dangers que présente l'usage des allumettes chimiques, mais qu'il n'a pas proposé le moyen radical de les faire cesser.

Quoi qu'il en soit, ce rapport a été adopté par l'Académie qui, quelques mois auparavant, avait adopté des conclusions différentes insérées dans un rapport fait à l'occasion d'un mémoire lu par M. Reveil, le 14 juin 1859.

Voici quelles étaient les conclusions de ce rapport dû à MM. Chevallier, Devergie et Poggiale (2) :

1° Le phosphore enflamme les tissus qu'il touche, il peut même les brûler et les désorganiser ; dans ce cas, l'inflammation qu'il détermine suffit pour rendre compte de la mort ;

2° Mais ces accidents ne sont pas une condition indispensable pour que le phosphore produise la mort. Il résulte, en effet, d'un grand nombre d'expériences, que des animaux, après avoir pris des quantités considérables de phosphore, n'ont présenté aucune trace d'inflammation. Dans ce cas, nous admettons qu'il est absorbé, soit à l'état de corps simple, soit sous la forme d'une combinaison acide ;

3° Les acides du phosphore ne sont pas vénéneux ; ils ne déterminent, comme les acides puissants, des accidents graves que lorsqu'ils sont concentrés ;

4° Le phosphore introduit dans l'économie, donne lieu à des accidents variables, suivant qu'il est fondu dans l'eau, dissous dans les huiles, sous forme de poudre, ou en cylindre.

5° Dans la recherche du phosphore dans le cas d'empoisonnement, il importe avant tout de s'assurer si les matières suspectes contiennent du phosphore à l'état de liberté ; si l'on ne parvient pas à l'isoler, on doit essayer de produire le phénomène de la phosphorescence à l'aide de la méthode de Mitscherlich.

6° On recherche et on dose ensuite l'acide phosphorique et les acides inférieurs du phosphore. L'expert ne doit se prononcer que

(1) Il serait facile à l'administration d'arriver à ce que demande M. Bouvier, mais il est impossible aux médecins, aux chimistes d'atteindre le but ; leurs avis, leurs conseils, ne seront pas écoutés, et comment donner ces conseils à tous et pour tous ?

(2) *Bulletin de l'Académie de médecine*, 1859, t. XXIV, p. 1248.

lorsqu'il a reconnu la présence du phosphore en nature ou par les lueurs phosphorescentes ;

7° « Le nombre des empoisonnements par les pâtes phosphorées » et par les allumettes chimiques, se multiplie tellement depuis quel- » ques années, qu'il importe de prendre les mesures les plus sévères » pour remédier à ce danger. Nous exprimons le vœu que dans la » fabrication des allumettes chimiques on substitue au phosphore » ordinaire le phosphore rouge qui n'est pas vénéneux ; »

8° Enfin, la Commission propose d'adresser des remercîments à M. Reveil.

Sur la proposition de M. le secrétaire perpétuel, l'Académie décide que le rapport de M. Poggiale sera adressé à M. le ministre de l'agriculture, du commerce et des travaux publics.

Parmi les travaux faits sur les allumettes chimiques, on doit mentionner un Rapport fait par M. le docteur Glenard, secrétaire du conseil de salubrité de la ville de Lyon (1).

On trouve dans ce rapport des faits qui ont un grand intérêt, des détails sur les fabriques d'allumettes qui sont en activité dans la ville de Lyon. Il fait connaître :

1° L'état de misère dans lequel se trouvaient, il y a quelques années, les ouvriers, l'insalubrité des espèces d'ateliers où l'on fabriquait les allumettes, l'amélioration qui fut faite par suite des vues paternelles du conseil de salubrité et de l'administration.

2° Que des ouvrières, tout en s'occupant de leur travail et ayant les mains salies, mangeaient des aliments qui pouvaient être imprégnés des matières qu'elles avaient touchées.

3° Que de ces ouvrières auxquelles on faisait des observations, reconnaissaient bien que cela pouvait être dangereux ; mais qu'elles déclaraient ne pas connaître d'ouvriers ni d'ouvrières que les émanations du phosphore avaient rendus malades ; cependant elles savaient que la fille Rose, que le nommé Rouleau, que plusieurs autres avaient été

(1) *Hygiène de Lyon, comptes rendus des travaux du Conseil d'hygiène publique et de salubrité*, par MM. Rougier et Glenard. Lyon, 1860, p. 308 et suiv.

atteints de nécrose maxillaire, qu'ils avaient subi des opérations, enfin qu'ils étaient morts à la suite des maladies acquises pendant leur travail. Il faut cependant dire qu'elles n'attribuaient pas ces maladies à l'action du phosphore. Suivant elles, celui-ci avait des ulcères vénériens, l'autre avait reçu des coups, celle-là avait mal aux dents et à la mâchoire avant d'entrer à la fabrique, etc.

4° Que dans une fabrique, la femme du fabricant avait été atteinte de la nécrose maxillaire, qu'elle était morte phthisique ; mais ce fabricant attribuait ces maladies à d'autres causes qu'à la fabrication des allumettes chimiques.

5° Qu'un interne en médecine des hôpitaux de Lyon lui communiquait les observations qu'il avait faites sur des malades atteints de nécroses. M. Glenard cite huit de ces observations qui présentent de l'intérêt, nous les rapportons plus loin, ainsi que les conseils que M. Glenard donne aux ouvriers qui travaillent à la préparation du phosphore et des allumettes. En lisant les observations recueillies comme pièces justificatives, on voit que, contrairement à ce qui a été avancé jusqu'ici, on peut penser que le travail des allumettes chimiques avec le phosphore ordinaire peut déterminer la phthisie.

Publications faites pour maintenir la préparation des allumettes chimiques au phosphore amorphe.

Dans un premier mémoire qui porte la date du 18 janvier 1858 adressé 1° à M. le ministre de l'agriculture, du commerce et des travaux publics; 2° à l'Académie des sciences; 3° à divers savants, on a cherché à établir :

A. — *Que la fabrication des allumettes chimiques par le phosphore ordinaire* donnait lieu à des produits, *qui seuls pouvaient satisfaire le public.*

On doit se demander si le public ne serait pas satisfait, si on lui fournissait des produits même moins parfaits, mais qui n'exposeraient pas les ouvriers à d'affreuses maladies qui déterminent leur mort après des souffrances indicibles?

Si on lui fournissait des produits ne déterminant point des cas nombreux d'incendies, qui menacent la vie et les propriétés et qui souvent laissent l'ouvrier sans travail?

Si on lui fournissait des produits qui ne missent pas sans contrôle le poison dans la main de toute la population, de telle sorte que le criminel trouve sous sa main l'agent avec lequel il veut commettre le crime, agent plus terrible que l'arsenic, puisqu'on n'a pas encore de moyens certains de le combattre?

B. — *Qu'il faut employer pour préparer avec le phosphore amorphe, du chlorate de potasse, que le mélange de ce chlorate amène de si grands dangers qu'il a fallu renoncer à son emploi.*

Ceci est une contre-vérité et les faits sont là pour le démontrer. En effet, de 1808 à 1836, on a fait entrer le chlorate de potasse dans la fabrication des allumettes, et s'il y a eu des accidents, ils ne peuvent être comparés aux malheurs constatés dans une seule année, par suite d'empoisonnement par le phosphore, *ainsi en* 1858, *vingt cas, dix morts.*

C. — *Que les procédés Lundstrom, Coignet, Canouil, etc., ne sont pas préférables aux procédés actuels.*

La seule réponse à faire, c'est que les procédés, s'ils ne sont pas préférables, fournissent des allumettes dont la préparation ne conduit pas les ouvriers à l'hôpital et souvent au cimetière, des allumettes qui ne peuvent fournir le poison au criminel, des allumettes moins dangereuses sous le rapport de l'incendie.

D. — *Que les dangers des allumettes phosphoriques (au phosphore ordinaire) ne sont pas aussi grands qu'on le dit* (1).

---

(1) On a encore osé dire : 1° que les dangers attribués à la fabrication

Les chiffres sont là pour répondre à cette proposition. On a recueilli une partie de ceux qui sont connus et qui se rapportent aux maladies des ouvriers.

Les incendies causés par les allumettes ordinaires sont constatés en tous lieux ; manufacturiers, entrepreneurs de roulage, directeurs des compagnies d'assurances, conseils généraux, fabricants de toutes professions, tous ont fait connaître que chaque jour ces incendies se multiplient ; et l'on ose, dans un intérêt de fabrication, nier la vérité, nier des faits qui, chaque jour, portent la désolation et la misère dans les familles.

Les empoisonnements, toujours dans ce même intérêt, sont, pour ainsi dire, *niés*. On a été jusqu'à dire, pour rassurer sans doute le public, que les symptômes offerts par la victime trahissent toujours le crime. On a été chercher dans les ouvrages de toxicologie quelques phrases détachées, afin de chercher à démontrer que le phosphore n'empoisonne pas ; enfin, on a poussé la hardiesse jusqu'à imprimer la conclusion suivante : Que les dangers d'empoisonnements volontaires ou accidentels, *s'ils ne sont pas absolument imaginaires, sont, au moins, fort peu redoutables*, 1° parce que le poison étant facile à découvrir, les criminels seront peu disposés à choisir une substance si propre à les décéler ; 2° que son odeur et sa saveur nauséabondes sont de nature à avertir dès le premier moment celui à qui il serait présenté avec ou sans mauvaise intention.

---

des allumettes au phosphore blanc sur la santé des ouvriers, *sont loin d'avoir la gravité qu'on leur supposait, et qu'ils n'existent d'ailleurs que dans les fabriques mal ventilées*, d'où suit que l'administration peut, avec les moyens dont elle dispose, faire facilement cesser cette cause d'insalubrité; 2° que les dangers d'incendie sont la conséquence inévitable de tout système d'allumettes parfaitement inflammables, qu'ils existeraient avec tout autre système qu'on tenterait de substituer au sytème actuel. Une conclusion à ajouter à ces dires, c'est qu'il faudrait en revenir au briquet et à l'amadou.

Nous allons répondre par des faits et par des chiffres.

1° De 1851 à 1858, il y a eu, et c'est *la statistique judiciaire qui parle*, 110 cas d'empoisonnements criminels par le phosphore. En 1858, il y en a eu 20 qui ont déterminé la mort de 10 personnes, que 5 seulement ont été sans effet : en effet, sur les 20 personnes empoisonnées, 5 ont été très malades. Or, on sait que les maladies à la suite de l'empoisonnement sont suivies souvent d'infirmités graves.

2° Que depuis 1856, l'emploi des *poisons phosphorés* est tellement connu, qu'il a remplacé l'arsenic qu'on ne peut se procurer qu'avec d'immenses difficultés, difficultés qui souvent empêchent le crime; qu'en effet : en 1856, sur 28 cas d'empoisonnement, 14 sont dus au phosphore, 14 à l'arsenic;

Qu'en 1857, sur 41 cas d'empoisonnement, 18 sont dus à l'arsenic, 23 aux produits phosphorés; qu'en 1858, sur 29 cas d'empoisonnement, 20 sont dus au phosphore, 9 à l'arsenic.

Enfin que le phosphore a, dans le plus grand nombre des cas, remplacé l'arsenic. Ne doit-on pas être effrayé lorsqu'on réfléchit que ce toxique est partout et que tous, bons ou mauvais, peuvent se le procurer ?

Dans un autre mémoire qui porte la date du 21 juin 1858, on trouve :

1° L'énumération des accidents qui ont été déterminés par la fabrication des allumettes avec le chlorate de potasse.

Ces accidents ont donné lieu à trois morts et à six blessés.

2° La menace que font quelques fabricants de cesser leur fabrication s'ils sont forcés d'employer du chlorate de potasse;

3° Enfin, la louange des allumettes qu'ils fabriquent, comparées à celles fabriquées par d'autres manufacturiers.

Ce mémoire contient l'assertion dont nous avons parlé plus haut : que s'il est vrai que tout le monde doive se tenir en garde contre les dangers qui peuvent résulter de l'introduction du phosphore dans les voies digestives, cette substance est, au point de vue des gens animés d'intentions criminelles, l'une de celles sur l'action desquelles ils peuvent le moins compter :

1° Parce que sa saveur et son odeur insupportables sont de nature à avertir tout de suite la personne la moins délicate ;

2° Parce que, parvînt-on par hasard à faire avaler du phosphore à la victime et à consommer le crime, ce crime serait infailliblement découvert et constaté par les gens de l'art ;

3° Enfin, parce que, au moment où on sent les premières atteintes du poison, qui s'annoncent toujours par de vives douleurs d'entrailles, il suffit de provoquer des vomissements pour faire disparaître le danger.

Nous ne voulons pas laisser sans réponse une imputation qui se trouve à la page 14 de cet écrit. On a attribué à tort à mon fils la rédaction d'une circulaire que j'ai adressée aux fabricants d'allumettes chimiques (sur la communication qui m'avait été faite par un vénérable ecclésiastique (1).

Par cette circulaire, je demandais aux fabricants des renseignements sur des faits se rapportant *à ce qu'éprouvaient les femmes enceintes qui travaillaient dans les fabriques, si les enfants venaient à terme*, etc.

Cette circulaire, qui n'avait rien d'accusateur, qui sollicitait une enquête utile, indispensable, a effarouché la pudeur de certains fabricants, non-seulement de Paris, mais encore de Renselfurg (Moselle), de Marseille, de Versailles, de Cernay, de Sarreguemines, qui ne l'ont sans doute pas lue, car ne les connaissant pas, nous n'avons pu la leur envoyer.

MM. les signataires de ce deuxième mémoire disaient à M. le ministre, que s'ils lui paraissait utile de provoquer une enquête sur cette indigne accusation, ils seraient tous em-

(1) Cette communication est mentionnée à la page 258 de ce travail.

pressés de se mettre à sa disposition pour arriver à la vérité.

La personne de qui nous tenons des détails circonstanciés sur l'influence du travail des fabriques d'allumettes sur les femmes enceintes, démontre que M. le ministre devrait faire étudier cette question, qui nous semble avoir un haut intérêt.

Nous terminerons ce travail, en disant, *avec la plus intime conviction, que nous sommes dans la vérité*, qu'il y a nécessité, dans un but de sécurité publique, de faire cesser un état de choses qui est nuisible.

1° Aux ouvriers qui travaillent dans les ateliers;

2° Aux manufacturiers, aux propriétaires, aux cultivateurs, qui peuvent être ruinés par des incendies déterminés par l'insouciance, la négligence et la malveillance;

3° Enfin, à la population entière, qui, par suite de vengeance, etc., est exposée chaque jour à voir un poison dont les effets sont difficiles à combattre, s'introduire dans ses aliments (1).

Circulaire.

Paris, 23 décembre 1857.

MONSIEUR,

Les renseignements suivants nous ont été donnés relativement au travail des allumettes chimiques.

« Toute femme enceinte qui fait un certain travail dans les » fabriques d'allumettes chimiques avorte, ou, si elle n'avorte pas, » l'enfant qu'elle met au monde, est malingre, de mauvaise venue, si » je puis dire ainsi, et ne vit pas. J'en ai vu pourtant quelques-uns » végéter un mois ou deux, mais c'est tout.

---

(1) Le fait suivant mérite d'être connu : un des membres du Conseil de salubrité et sa famille furent exposés à de graves dangers par suite d'une tentative d'empoisonnement qui n'eut pas de suite par l'effet du hasard.

Un domestique, qu'on avait renvoyée, avait jeté un paquet d'allumettes chimiques dans le pot au feu. (Historique.)

« Ces accidents sont ordinaires et constants à toutes les femmes » qui manipulent la pâte appliquée aux petits bois d'allumettes. Les » renseignements que j'ai pris m'ont fait connaître que le délivre de » ces femmes est toujours malsain et de couleur verdâtre.

» Du reste, tous les fabricants nient ces faits avec beaucoup » d'énergie, cela se comprend ; mais il n'est pas une petite fille à » qui un accident arrive, qui ne sache cela parfaitement, aussi » quittent-elles dans ces moments-là les autres ateliers, pour entrer » dans les fabriques d'allumettes, dans l'espoir d'avorter ou d'être » en peu de temps débarrassées de leur enfant.

» J'ai aussi constaté trois cas d'empoisonnement suivis de mort » chez des petits garçons qui travaillaient dans ces fabriques. L'un » d'eux, que j'ai vu de plus près, avait la langue très rouge, d'un » rouge vif, sèche et raboteuse; son ventre était ballonné et dur, et » il y éprouvait des douleurs atroces dans la partie la plus inférieure, » il a même rendu par le fondement plusieurs calculs compo- » sés de ces mêmes matières appliquées sur le bois des allumettes.

» J'oubliais de vous dire aussi que les femmes enceintes qui » touchent, qui manipulent cette matière, cette pâte, éprouvent » constamment pendant le travail des coliques quand elles n'ont » pas mangé, et des nausées, des envies de vomir après leur repas.

» Maintenant tous ces accidents sont-ils causés par le phosphore » ou par une autre substance ? Je n'en sais rien. »

Je viens vous prier, monsieur, de me faire connaître ce que vous avez observé, et si des faits en rapport avec les dires que je vous transmets sont arrivés à votre connaissance. Vous concevez que ce n'est pas dans un intérêt de curiosité que je sollicite ces renseignemens, mais dans un but d'intérêt public.

J'ose, monsieur, vous prier de vouloir bien m'honorer d'une réponse.

Je suis avec la plus parfaite considération, A. Chevallier,

Nous allons maintenant faire connaître les faits qui démontrent les dangers que présentent les allumettes sous le rapport de l'incendie.

Ces faits nous ont été communiqués avec l'assentiment de M. le préfet de police, par le chef de l'honorable corps des sapeurs-pompiers de la ville de Paris; dans les tableaux qui nous ont été remis, et qui présentent trois catégories, on trouve : 1° le millésime de l'année; 2° l'indication de la rue où s'est déclaré l'incendie ; 3° la nature des locaux incendiés ; 4° les causes déterminantes de ces sinistres.

PREMIÈRE CATÉGORIE.

Incendies causés par l'emploi des allumettes chimiques.

14 juillet 1839. — Chambre, rue Beaubourg, 4, quartier Sainte-Avoie. Incendie occasionné par des allumettes chimiques; un des côtés de secrétaire brûlé.

3 janvier 1840. — Chambre, rue Dupetit-Thouars, quartier du Temple. Incendie occasionné par des allumettes chimiques déposées sur une table, d'où l'on présume qu'un chat, en sautant, aurait renversé un paquet qui, en tombant, aura pris feu.

11 février 1840. — Chambre, rue du Bac, 19, quartier Saint-Thomas-d'Aquin. Incendie occasionné par une allumette chimique qui, en se trouvant entre le matelas et la paillasse, aurait communiqué le feu à cette dernière, de celle-ci aux effets placés sur une chaise auprès du lit.

3 juillet 1840.—Boutique, rue du Faubourg-Saint-Honoré, quartier des Champs-Elysées. Incendie occasionné par des allumettes chimiques, à ce que l'on présume, car on en a trouvé plusieurs dans un coin de l'armoire incendiée.

13 janvier 1841. — Écurie, rue Marbeuf, 29, quartier des Champs-Elysées. Incendie occasionné par des allumettes chimiques qui, ayant été froissées par les pieds des chevaux, ont pris feu.

24 janvier 1841. — Boutique, rue de l'École, 10. Incendie occasionné par une allumette chimique sur laquelle on avait marché.

6 février 1841. — Chambre, passage de la Trinité, 74, quartier de la Porte-Saint-Martin. Incendie occasionné par des allumettes chimiques qui étaient sur une table de nuit placée près du lit auquel elles ont communiqué le feu.

5 avril 1841. — Chambre, rue de la Cossonnerie, 34, quartier des Halles. Incendie occasionné par une boîte d'allumettes chimiques qui a pris feu et l'a communiqué au lit qui a été brûlé complétement.

12 janvier 1842. — Comble, rue de Mâcon, 7. Incendie occasionné par des allumettes chimiques qui sont tombées dans un trou, lesquelles ont communiqué le feu à une sablière.

10 juillet 1842. — Chambre, rue Saint-Ambroise, 3, quartier Popincourt. Incendie occasionné par une allumette chimique placée dans une commode.

22 décembre 1842. — Boutique, rue Jacob, 9, quartier de la Monnaie. Incendie occasionné par un chat qu'on a trouvé asphyxié et qui a pu, en jouant avec des allumettes chimiques placées non loin du lit, déterminer cet incendie.

21 février 1843. — Chambre, rue de Beaune, 37. Incendie occa-

sionné par une allumette chimique tombée dans un lit sans qu'on s'en soit aperçu.

3 juin 1843. — Boutique, rue Charretière, 11, quartier Saint-Jacques. Incendie occasionné par un paquet d'allumettes chimiques qui, en tombant, s'est enflammé.

15 juillet 1843. — Cave, cour des Fontaines, 24, quartier de la Banque. Incendie occasionné par une assez grande quantité d'allumettes chimiques jetées dans une futaille.

18 juillet 1843. — Chambre, rue Maubuée, 5, quartier Sainte-Avoie. Incendie occasionné par le frottement de plusieurs paquets les uns sur les autres qui ont communiqué le feu au tas d'allumettes.

14 août 1843. — Placard, rue des Petites-Écuries, quartier du Faubourg-Poissonnière. Incendie occasionné par des allumettes chimiques qui étaient déposées dans ledit placard.

8 septembre 1843. — Boutique, rue des Hospitalières, 2, quartier du Marché-Saint-Jean. Incendie occasionné par l'ardeur du soleil qui a emflammé une grande quantité de paquets d'allumettes déposées dans une montre de devanture de boutique.

18 septembre 1843. — Chambre, rue du Cygne, 22, quartier Montorgueil. Incendie occasionné par la chute d'un vase contenant du phosphore, qui était sur une fenêtre près de la porte de sortie, laquelle fut fermée si brusquement que le vase tomba près d'une quantité d'allumettes chimiques et donna lieu à l'incendie.

21 avril 1844. — Fosse d'aisances, rue Montmartre, 112, quartier Montmartre. Incendie occasionné par l'imprudence des ouvriers qui auraient laissé dans leurs effets de travail, soit une pipe mal éteinte, soit des allumettes chimiques (1).

17 juin 1844. — Boutique, rue des Lombards, 35, quartier des Lombards. Incendie occasionné par quelques paquets d'allumettes chimiques qui ont pris feu par suite d'un frottement l'un sur l'autre.

28 juin 1844. — Chambre, rue des Rosiers, 26. Incendie occasionné par un paquet d'allumettes chimiques qui, en tombant à terre, s'est enflammé et a communiqué le feu aux autres paquets.

26 juillet 1844. — Chambre, rue Regrattière, 19, quartier de l'Ile-Saint-Louis. Incendie occasionné par l'ignition d'une allumette chimique.

31 juillet 1844. — Chambre, rue Montmartre, 65, quartier de la Banque. Incendie occasionné par des allumettes chimiques qui étaient dans un placard.

9 décembre 1844. — Chambre, rue Saint-Denis, 139, quartier

(1) On sait que du papier enflammé, que les allumettes chimiques en ignition, peuvent déterminer dans les fosses, l'inflammation d'un gaz détonnant qui donne lieu à des dégâts plus ou moins considérables.

des Marchés. Incendie occasionné par des allumettes chimiques qui ont pris feu dans le lit du locataire.

9 septembre 1847. — Magasin, rue Rochechouart, 40, quartier du Faubourg-Montmartre. Incendie occasionné, on présume, par des allumettes chimiques qui, mises en contact avec un autre corps, se sont enflammées.

3 mars 1848. — Boutique, rue du Temple, 109, quartier Saint-Martin-des-Champs. Incendie occasionné, on présume, par des allumettes chimiques qui seraient tombées dans le comptoir.

8 janvier 1849. — Chambre, rue de la Tonnellerie, 28. Incendie occasionné par des allumettes chimiques qui se sont enflammées.

12 mai 1849. — Chambre, rue du Faubourg-Poissonnière, 151. Incendie occasionné par une boîte d'allumettes chimiques placées sur le lit.

17 juillet 1849.—Manufacture, rue Saint-Pierre-Popincourt, 49 bis, quartier Popincourt. Incendie occasionné, on présume, par des allumettes chimiques, laissées par mégarde dans l'atelier.

14 août 1849. — Chambre, rue de la Chaussée-d'Antin, quartier de la Place-Vendôme. Incendie occasionné par des allumettes chimiques jetées vers le lit.

7 novembre 1849. — Chambre, rue d'Arras, quartier du Jardin-des-Plantes Incendie occasionné par des allumettes chimiques jetées par imprudence sur la porte de ce local et qui ont mis le feu à de la paille.

14 novembre 1849. — Chambre, rue du Temple, 14, quartier du Mont-de Piété. — Incendie occasionné, on présume, par une allumette chimique sur laquelle on avait marché.

5 mai 1850. — Boutique, rue Montorgueil, 35, quartier Saint-Eustache. Incendie occasionné par des allumettes chimiques placées sur un rayon et qui auront été renversées par un chat sur un tas de papiers.

26 juin 1850 — Magasin, rue des Messageries, 8, quartier Saint-Laurent. Incendie occasionné, on présume, par un accident qui, ayant ébranlé les nombreux paquets d'allumettes, les a fait s'enflammer.

17 juillet 1850. — Boutique, rue du Faubourg-Saint-Denis, 138, quartier Saint-Laurent. Incendie occasionné, on présume, par des allumettes chimiques renfermées dans un des compartiments d'un casier et qui, par une commotion quelconque, se seront enflammées.

28 juillet 1850. — Boutique, rue Castellane, 14, quartier de la Madeleine. Incendie occasionné, on présume, par des allumettes chimiques qui étaient dans la montre.

13 septembre 1850. — Chambre, rue Sainte-Élisabeth, 15,

quartier du Temple. Incendie occasionné par des allumettes chimiques laissées dans un tiroir de commode.

16 février 1851. — Chambre, rue Lavoisier, 1, quartier de la Présidence. Incendie occasionné par des allumettes chimiques dont l'inflammation a mis le feu à des rideaux de lit.

17 mai 1851. — Boutique, rue Grenétat, 3, quartier Bourg-Labbé. Incendie occasionné par un paquet d'allumettes soufrées qui est tombé sur des allumettes chimiques et les a enflammées.

25 juin 1851. — Chambre, rue des Deux-Portes-Saint-Sauveur, quartier Saint-Sauveur. Incendie occasionné, on présume, par une petite fille qui se trouvait seule jouant avec des allumettes phosphoriques.

2 juillet 1851. — Chambre, rue Jean-Jacques-Rousseau, 11. Incendie occasionné par le frottement de quelques allumettes chimiques placées près de bouteilles d'essences.

17 août 1851. — Comble, rue de Montreuil, 7, quartier du Faubourg-Saint-Antoine. Incendie occasionné, on présume, par des allumettes chimiques tombées de la poche d'un ouvrier.

20 juin 1852. — Chambre, rue de l'Université, 108, quartier des Ministères. Incendie occasionné par l'inflammation d'allumettes chimiques renfermées dans une commode.

7 juillet 1852. — Comble, rue de Charenton, 84, quartier des Quinze-Vingts. Incendie occasionné, on présume, par une allumette chimique tombée de la poche d'une personne allant au grenier.

21 juillet 1852. — Chambre, rue Bellefonds, 26, quartier Montholon. Incendie occasionné par une allumette chimique poussée sous le lit en balayant.

13 décembre 1852. — Chambre, rue des Prêtres, 16, quartier de la Place-Saint-Michel. Incendie occasionné, on présume, par des allumettes chimiques placées près du lit.

7 janvier 1853. — Chambre, rue de la Licorne, 18. Incendie occasionné par un chat enfermé dans la chambre, qui jouait avec des allumettes chimiques placées près d'un lit.

8 février 1853. — Chambre, rue Neuve-Saint-Augustin, 58, quartier de la Place-Vendôme. Incendie occasionné par un paquet d'allumettes chimiques placé sur une armoire près d'un tuyau de poêle.

7 août 1853. — Chambre, rue Joquelet, 7. Incendie occasionné par une boîte d'allumettes chimiques tombée sur du vieux linge.

31 août 1853. — Chambre, passage des Panoramas, 52. Incendie occasionné, on présume, par des allumettes chimiques laissées dans le bas d'un buffet.

15 septembre 1853. — Chambre, rue du Petit-Hurleur. Incen-

die occasionné par des allumettes chimiques laissées sur des caisses où il y avait du papier et de l'amadou.

16 octobre 1853. — Chambre, rue du Bac, 28, quartier des Ministères. Incendie occasionné par des allumettes chimiques placées dans un tiroir de commode.

28 décembre 1853. — Chambre, rue Saint-Martin, 59, quartier Bourg-Labbé. Incendie occasionné par des allumettes chimiques répandues sur le plancher, qui ont pris feu en marchant dessus.

18 février 1854. — Boutique, rue de l'Écluse, 45, quartier Saint-Laurent. Incendie occasionné par des allumettes chimiques laissées sur le comptoir et qu'un chien en jouant a fait enflammer.

21 avril 1854. — Chambre, rue Montorgueil, 49, quartier Saint-Eustache. Incendie occasionné par une allumette chimique tombée entre le lit et le mur.

14 mai 1854. — Chambre, rue Saint-Cristophe, 6, quartier des Iles. Incendie occasionné, on présume, par des allumettes chimiques laissées sur le lit dans la poche d'un pantalon.

21 juillet 1854. — Magasin, rue Notre-Dame-des-Victoires, 25, quartier des Italiens. Incendie occasionné par des allumettes chimiques dans le magasin.

10 janvier 1855. — Bureau, rue du Faubourg-Montmartre, 11, quartier de l'Opéra. Incendie occasionné, on présume, par une allumette chimique qui se trouvait parmi des cartes.

22 septembre 1855. — Magasin, rue Monsieur-le-Prince, 55, quartier de la Sorbonne. Incendie occasionné par des allumettes chimiques dans une des trois pièces du magasin.

12 février 1856. — Chambre, rue des Fontaines, 7, quartier du Temple. Incendie occasionné par des allumettes chimiques placées dans une malle parmi du linge.

24 février 1856. — Boutique, rue du faubourg Saint-Honoré, 102. Incendie occasionné par des allumettes chimiques laissées sur une table garnie de livres.

28 avril 1856. — Magasin, campements militaires. Incendie occasionné par une allumette chimique qu'un ouvrier avait laissé tomber dans un peu de paille.

28 août 1856. — Boutique, rue Neuve-Saint-Augustin, 11, quartier des Italiens. Incendie occasionné, on suppose, par une boîte d'allumettes chimiques placée près du comptoir.

31 décembre 1856. — Boutique, rue Traversière, 66, quartier du Faubourg-Saint-Antoine. Incendie occasionné par des allumettes chimiques égarées et qui ont pris feu en marchant dessus.

25 mars 1857. — Grenier, rue de Provence, 26, quartier Saint-Georges. Incendie occasionné par le frottement de quelques allumettes chimiques.

1er juillet 1857. — Salle de police, hôtel des Invalides. Incendie occasionné par un homme ivre qu'on avait mis à la salle de police, et qui avait des allumettes chimiques.

3 juillet 1857. — Couloir, rue du Faubourg-Montmartre, 28, quartier de l'Opéra. Incendie occasionné par des allumettes chimiques qui ont été ramassées avec des rognures de papier.

15 août 1857. — Boutique, rue de l'Université, 4, quartier des Ministères. Incendie occasionné, on suppose, par une allumette jetée par mégarde dans des paniers placés sous des étagères.

27 septembre 1857. — Chambre, rue Phélippeaux, 29, quartier des Arts-et-Métiers. Incendie occasionné par des allumettes chimiques qui sont tombées à terre et se sont enflammées.

28 décembre 1857. — Chambre, rue Montorgueil, 28, quartier Saint-Sauveur. Incendie occasionné par des allumettes chimiques renfermées dans une malle.

DEUXIÈME CATÉGORIE.

Incendies dont la cause n'est pas bien définie, bien qu'attribuée aux allumettes chimiques.

27 mars 1841. — Chambre, rue Vivienne, 23, quartier Feydeau. Incendie occasionné par une allumette chimique.

15 mai 1841. — Chambre, rue de la Licorne, 15. Incendie occasionné par une allumette chimique avec laquelle la dame L... a mis le feu à ses rideaux de lit, en voulant allumer sa chandelle étant couchée.

6 août 1841. — Boutique, galerie Vivienne, 21, quartier du Mail. Incendie occasionné par une allumette chimique.

6 mai 1843. — Chambre, rue Saint-Jean-de-Beauvais. Incendie occasionné par le frottement d'allumettes chimiques qui ont communiqué le feu au lit brûlé. (Incertain.)

1er juin 1843. — Chambre, rue Saint-Honoré, 317, quartier des Tuileries. Incendie occasionné par une allumette chimique qui, tombée dans une corbeille remplie de papier, avait communiqué le feu aux rideaux de la croisée.

3 novembre 1843. — Chambre, cour du Dragon, 7, quartier de la Monnaie. Incendie occasionné par une allumette chimique qui a mis le feu à 1 kilogramme environ de ouate.

28 décembre 1843. — Comble, rue du Paon, 19, quartier du Jardin-du-Roi. Incendie occasionné, on présume, soit par un fumeur, soit par des allumettes chimiques.

28 décembre 1843. — Chambre, rue Meslay, 24, quartier Saint-

Martin-des-Champs. Incendie occasionné par des allumettes chimiques.

4 septembre 1844.— Fabrique, rue Gracieuse, 1, quartier Saint-Marcel. Incendie occasionné par une allumette chimique qui a communiqué le feu à de la ouate.

7 janvier 1845 — Chambre, rue de Charonne, 92 bis, quartier du Faubourg-Saint-Antoine. Incendie occasionné, on présume, par des allumettes chimiques qui se trouvaient déposées sur une table placée près du lit.

20 avril 1845. — Atelier, rue Saint-Denis, 127, quartier des Marchés. Incendie occasionné, on suppose, par une chandelle mal éteinte, ou par des allumettes chimiques laissées auprès d'une armoire de sapin renfermant du coton et autres objets.

14 mai 1845. — Chambre, rue de la Montagne-Sainte-Geneviève, 84, quartier Saint-Jacques. Incendie occasionné par une allumette chimique que l'on avait jetée sur un rideau.

24 août 1845. — Comble, rue des Écluses-Saint-Martin, quartier du Faubourg-Saint-Martin. Incendie occasionné par des allumettes chimiques.

16 décembre 1845. — Chambre, rue Phélippeaux, 27, quartier Saint-Martin-des-Champs. Incendie occasionné par des allumettes chimiques.

26 février 1816. — Filature, rue Saint-Ambroise, 3, quartier Popincourt. Incendie occasionné par une allumette chimique.

11 avril 1846. — Chambre, rue d'Austerlitz, quartier du Marché-aux-Chevaux. Incendie occasionné par une allumette chimique.

27 juin 1846. — Chambre, rue du Renard-Saint-Sauveur, 11, quartier Montorgueil. Incendie occasionné par une allumette chimique qui a mis le feu à un tas de charbon. (Très incertain.)

6 août 1846. — Chambre, rue Sainte-Croix de la Bretonnerie, 32, quartier du Marché-Saint-Jean. Incendie occasionné par une allumette chimique ou une étincelle de chandelle.

14 septembre 1846. — Écurie, rue du Delta, 4, quartier du Faubourg-Montmartre. Incendie occasionné par des allumettes chimiques.

28 mai 1849. - Chambre, rue Frétillon, 4, quartier Saint-Martin-des-Champs. Incendie occasionné par des allumettes chimiques

31 décembre 1849. — Magasin, rue Poissonnière, 4, quartier Bonne-Nouvelle. Incendie occasionné par un paquet d'allumettes chimiques.

17 mars 1850. — Chambre, rue Saint-Martin, 223, quartier Saint-Martin-des-Champs. Incendie occasionné par une allumette chimique qui a enflammé des rognures de papier.

23 mars 1850. — Chambre, rue de la Concorde, 23, quartier du Roule. Incendie occasionné par une allumette chimique jetée par mégarde sur le lit.

16 juin 1850. — Chambre, rue des Ursulines, 6, quartier de l'Observatoire. Incendie occasionné par des allumettes chimiques.

28 janvier 1851. — Chambre, rue du Faubourg-Montmartre, 30, quartier de l'Opéra. Incendie occasionné, on présume, par des allumettes chimiques laissées sur un garde-manger.

5 février 1851. — Chambre, rue de Cotte, 6, quartier du Faubourg-Saint-Antoine. Incendie occasionné par des allumettes chimiques.

24 avril 1851. — Chambre, passage des Postes, quartier de l'Observatoire. Incendie occasionné par des allumettes chimiques.

27 avril 1851. — Chambre, passage des Panoramas, galerie Feydeau. Incendie occasionné par des allumettes chimiques.

16 mars 1852. — Atelier, rue Rochechouart, 35, quartier Saint-Georges. Incendie occasionné par des allumettes chimiques tombées sur un tas de chiffons.

18 mars 1852. — Cuisine, rue Neuve-Saint-Eustache, 11, quartier Saint-Joseph. Incendie occasionné par des allumettes chimiques tombées dans une caisse contenant du linge sale.

12 mai 1852. — Comble, rue Dauphine, 34, quartier de la Monnaie. Incendie occasionné par des allumettes chimiques.

16 juillet 1852. — Chambre, rue des Amandiers, 8, quartier Popincourt. Incendie occasionné par une allumette chimique tombée sur des copeaux.

9 décembre 1853. — Atelier, rue Neuve-des-Bons-Enfants, quartier du Palais-Royal. Incendie occasionné, on présume, par des allumettes chimiques.

16 décembre 1853. — Chambre, rue Saint-Jacques, 54. Incendie occasionné par des allumettes chimiques.

10 avril 1854. — Chambre, rue de la Cossonnerie, 8. Incendie occasionné par des allumettes chimiques que l'on avait laissées tomber sur des chiffons.

15 juin 1854. — Chambre, rue des Prêcheurs, 8, quartier des Marchés. Incendie occasionné par des allumettes chimiques.

19 novembre 1854. — Grenier, rue Saint-Bernard, 11, quartier de la Roquette. Incendie occasionné, on suppose, par des allumettes chimiques.

7 avril 1855. — Chambre, boulevard Beaumarchais, 12, quartier Popincourt. Incendie occasionné par une allumette chimique.

11 février 1857. — Chambre, rue de Malte, 49, quartier des Théâtres. Incendie occasionné par des allumettes chimiques.

TROISIÈME CATÉGORIE.

Incendies déterminés par des enfants avec des allumettes chimiques.

27 mars 1840. — Comble, rue du Faubourg-Saint-Denis, 131, quartier du Faubourg-Poissonnière. Incendie occasionné par l'imprudence d'un enfant qu'on avait laissé seul dans la chambre attenante audit grenier, lequel a mis le feu à un tas de copeaux avec une allumette chimique.

20 juin 1840. — Plancher, rue Saint-Antoine, quartier de l'Arsenal. Incendie occasionné par l'imprudence de quelques élèves qui, en jouant avec des allumettes chimiques, en ont laissé tomber à travers les fentes du plancher de l'estrade sur un tas de papier, qui y ont communiqué le feu.

25 août 1840. — Chambre, rue de la Cossonnerie, 15, quartier des Arcis. Incendie occasionné par un enfant de quatre ans au moyen d'une allumette et des copeaux.

5 octobre 1840. — Chambre, rue du Faubourg-Saint-Antoine, 113, quartier du Faubourg-Saint-Antoine. Incendie occasionné par des enfants restés seuls dans la maison et qui s'amusaient avec des allumettes chimiques.

8 octobre 1840. — Chambre, rue du Fauboug-Saint-Antoine, 15, quartier du Faubourg-Saint-Antoine. Incendie occasionné par l'imprudence d'une petite fille âgée de trois ans et demi, qui s'est servie d'allumettes chimiques.

1er septembre 1841. — Chambre, rue des Prêtres, 28, quartier du Temple. Incendie occasionné par un enfant de cinq à six ans qui était seul dans cette chambre et qui s'amusait à frotter des allumettes chimiques contre le lit qui a pris feu.

9 novembre 1841. — Chambre, rue des Fourneaux, 7. Incendie occasionné par le petit L..., âgé de sept ans, qui avait à sa disposition des allumettes chimiques.

28 avril 1842. — Chambre, rue de Grenelle-Saint-Germain, 108, quartier des Invalides. Incendie occasionné par un enfant de trois ans que l'on avait laissé seul et qui, jouant avec des allumettes chimiques, a communiqué le feu à un lit d'enfant.

2 juillet 1842. — Chambre, rue de la Chaussée-d'Antin, 41. Incendie occasionné par des enfants qui auraient mis le feu en jouant avec des allumettes chimiques, feu qui a gagné le lit.

17 août 1842. — Ferme, avenue de Suffren, 12, quartier des Invalides. Incendie occasionné par des enfants qui, jouant avec des

allumettes chimiques, ont communiqué le feu à un hangard et occasionné cet incendie.

23 août 1843. — Charbon, rue de la Madeleine, 13, quartier du Roule. Incendie occasionné par un enfant qui jouait avec des allumettes chimiques.

5 septembre 1842. — Chambre, place de la Rotonde-du-Temple. Incendie occasionné par un enfant de huit ans qui se trouvait seul dans la chambre, jouant avec des allumettes chimiques près de la cheminée.

30 décembre 1842. — Chambre, rue Saint-Victor, 124, quartier du Jardin-du-Roi. Incendie occasionné par des allumettes chimiques que l'on a eu l'imprudence de laisser auprès d'un enfant couché dans un lit, lequel, ayant joué avec ces allumettes, a mis le feu à sa chemise qui l'a communiqué au lit.

26 septembre 1843. — Un enfant grièvement brûlé, rue de la Vieille-Draperie, 29, quartier de la Cité. Incendie ; le nommé L... (L.-H.-E.) s'était brûlé en jouant avec des allumettes chimiques.

12 décembre 1843. — Chambre, rue aux Fers, 22, quartier des Marchés. Incendie occasionné par un enfant laissé seul dans ladite chambre et ayant allumé une allumette phosphorique auprès des rideaux qui se sont enflammés.

18 février 1844. — Chambre, rue Descartes, 44, quartier Saint-Jacques. Incendie occasionné, on présume, par des enfants avec des allumettes chimiques.

28 février 1844. — Chambre, rue Planche-Mibray, 3, quartier des Arcis. Incendie occasionné, on présume, par un enfant de deux ans qui était resté dans son berceau auprès duquel il y avait des allumettes chimiques.

24 avril 1844. — Écurie, rue des Blancs-Manteaux, quartier du Mont-de-Piété. Incendie occasionné par des enfants jouant avec des allumettes chimiques, lesquelles ont allumé la paille qui bouchait le trou d'une gargouille.

11 mai 1844. — Chambre, rue Jacques-de-Brosse, 5, quartier de l'Hôtel-de-Ville. Incendie occasionné par une petite fille âgée de sept ans qui, jouant avec des allumettes chimiques, en a laissé tomber d'enflammées sur un panier de copeaux.

31 août 1844. — Chambre, rue de la Réole, 6, quartier Montmartre. — Incendie occasionné par une femme et un enfant enfermés dans la chambre ; cette femme était ivre, et l'on présume que l'enfant a mis le feu avec des allumettes chimiques dont on a retrouvé la boîte.

30 janvier 1845. — Chambre, rue Pichat, 8 bis, quartier de la Porte-Saint-Martin. Incendie occasionné par trois jeunes enfants

pouvant à peine parler, qui, jouant avec des allumettes chimiques, ont mis le feu au lit.

8 mai 1845. — Chambre, impasse Ménilmontant, 3, quartier Popincourt. Incendie occasionné par des enfants qui étaient restés seuls dans la chambre et qui, jouant avec des allumettes chimiques, ont mis le feu à un tas de copeaux.

3 novembre 1845. — Chambre, rue Lenoir, 2, quartier des Quinze-Vingts. Incendie occasionné par un enfant qui, en jouant avec des allumettes chimiques, a mis le feu à un lit.

14 novembre 1845. — Chambre, rue Traversière, 25, quartier des Quinze-Vingts. Incendie occasionné par un enfant de trois ans qui, en jouant avec des allumettes chimiques en l'absence de ses parents, a mis le feu au lit et à ses vêtements.

26 novembre 1844. — Chambre, rue du Faubourg-Saint-Denis, 18, quartier de la Porte-Saint-Denis. Incendie occasionné par un enfant laissé près d'un lit et qui jouait avec des allumettes chimiques.

15 février 1846. — Chambre, rue de Vaugirard, 32, quartier du Luxembourg. Incendie occasionné par l'imprudence d'un enfant de cinq ans qui, en jouant avec des allumettes chimiques, a mis le feu à un lit.

23 janvier 1847. — Chambre, rue Julienne, 6. Incendie occasionné par un enfant de cinq ans qui jouait avec des allumettes chimiques.

17 mai 1847. — Comble, rue Neuve-Coquenard, cour Saint-Guillaume, 2. Incendie occasionné par un enfant de quatre ans qui, en l'absence de ses parents, s'est servi d'allumettes chimiques.

8 juillet 1847. — Chambre, rue de Lancry, 3, quartier de la Porte-Saint-Martin. Incendie occasionné par un enfant jouant avec des allumettes chimiques.

17 novembre 1847. — Chambre, rue Saint-Éloi, 19, quartier de la Cité. Incendie occasionné par un enfant de cinq ans resté seul qui, jouant avec des allumettes chimiques, a mis le feu à un tas de chiffons.

15 décembre 1847.—Chambre, rue Saint-Antoine, 116. Incendie occasionné par un enfant de cinq ans qui, jouant avec des allumettes chimiques, a mis le feu au lit.

13 août 1849. — Chambre, rue Sainte-Placide, 17, quartier de Saint-Thomas-d'Aquin. Incendie occasionné par des allumettes chimiques avec lesquelles jouait un enfant resté seul.

4 octobre 1849. — Chambre, rue Popincourt, quartier Popincourt. Incendie occasionné par des allumettes chimiques qu'un enfant de six ans avait laissées tomber près des copeaux.

22 décembre 1849. — Chambre, rue du Bouloi, 35 et 37. Incen-

die occasionné, on présume, par des enfants qui jouaient avec des allumettes chimiques.

24 août 1850. — Chambre, rue Sainte-Avoie, 56, quartier des Archives. Incendie occasionné, on présume, par un enfant porteur d'allumettes chimiques, qui aurait été jouer dans cette chambre.

18 octobre 1850.—Chambre, rue Sainte-Marguerite, 44. Incendie occasionné par des allumettes chimiques avec lesquelles une petite fille s'est brûlée entièrement.

6 juillet 1851. — Chambre, rue Saint-Laurent, 6, quartier Saint-Laurent. Incendie occasionné par des allumettes chimiques avec lesquelles jouait un enfant de six ans resté seul.

21 septembre 1851. — Chambre, rue de la Bucherie, 6. Incendie occasionné par des allumettes chimiques en la possession d'un jeune enfant resté seul dans la chambre.

1er janvier 1852. — Chambre, rue de la Cerisaie, 26. Incendie occasionné par l'effet de trois petits enfants laissés seuls dans le logement et qui, en jouant avec des allumettes chimiques, ont mis le feu.

17 janvier 1852. — Chambre, rue des Jardins-Saint-Paul, 35, quartier de l'Arsenal. Incendie occasionné par trois jeunes enfants qui, jouant avec des allumettes chimiques, ont mis le feu au lit.

1er février 1852.—Chambre, rue du Cherche-Midi, 65. Incendie occasionné par un enfant laissé seul qui, jouant avec des allumettes chimiques, a mis le feu à du linge.

3 février 1852. — Chambre, rue Saint-Paul, 47, quartier de l'Arsenal. Incendie occasionné par trois jeunes enfants laissés seuls dans la chambre et qui jouaient avec des allumettes chimiques.

25 juillet 1852. — Chambre, rue des Carmes, 24, quartier de la Place-Maubert. Incendie occasionné par des enfants qui jouaient avec des allumettes chimiques.

5 novembre 1852. — Chambre, rue Vieille-du-Temple, 36, quartier du Mont-de-Piété Incendie occasionné par un enfant de sept ans qui jouait avec des allumettes chimiques.

23 novembre 1852. — Chambre, rue Mouffetard, 35, quartier de l'Observatoire. Incendie occasionné par deux enfants qui jouaient avec des allumettes chimiques.

21 décembre 1852. — Chambre, rue Aumaire, 18. Incendie occasionné par un enfant qui, laissé seul couché dans la chambre, avait atteint des allumettes chimiques.

31 décembre 1852. — Chambre, rue des Carmes, 25, quartier de la Place-Maubert. Incendie occasionné par un enfant qui jouait avec des allumettes chimiques.

23 août 1853. — Chambre, rue Saint-Sébastien, 56. Incendie

occasionné par une petite fille qui, en cherchant ses souliers avec une allumette chimique, a mis le feu au lit.

25 septembre 1853. — Chambre, cour Lamoignon. Incendie occasionné, on présume, par des allumettes chimiques avec lesquelles les enfants ont allumé des copeaux.

20 octobre 1853. — Chambre, rue Simon-le-Franc, 18, quartier Saint-Merry. Incendie occasionné par un enfant de quatre ans qui, en jouant avec des allumettes chimiques, a mis le feu à des copeaux.

16 décembre 1853. — Chambre, rue de la Huchette, 12. Incendie occasionné par une allumette chimique qu'un enfant s'était amusé à faire prendre près de son berceau.

29 mars 1854. — Hangard, rue Campagne-Première, 8, quartier du Luxembourg. Incendie occasionné par deux enfants qui jouaient dans une voiture de déménagement avec des allumettes chimiques.

24 juillet 1854. — Chambre, pelouse des Champs-Elysées, commune de Passy. Incendie occasionné par deux enfants qui jouaient avec des allumettes chimiques.

25 juillet 1854. — Chambre, rue Traversière, 50, quartier du Faubourg-Saint-Antoine. Incendie occasionné par deux enfants qui ont mis le feu à des copeaux avec des allumettes chimiques.

25 août 1854. — Grenier, rue Bourbon-Villeneuve, 41, quartier Bonne-Nouvelle. Incendie occasionné par deux enfants de quatre à cinq ans qui se sont introduits dans le grenier où il y avait un poêle déposé pendant l'été, dans lequel ils ont mis des copeaux et de la paille, et y ont mis le feu avec des allumettes chimiques.

4 octobre 1854. — Chambre, rue de Vaugirard, 107, quartier du Luxembourg. Incendie occasionné par un enfant de cinq ans qui a mis le feu à son lit en jouant avec des allumettes chimiques.

13 octobre 1854. — Chambre, rue de Longchamps, 45, quartier des Champs-Elysées. Incendie occasionné par un enfant qui allumait du papier avec des allumettes chimiques.

27 novembre 1854. — Chambre, rue Neuve-Guillemin, 20. Incendie occasionné par un enfant de quatre ans enfermé seul dans la chambre et couché dans le lit qui l'a incendié avec des allumettes chimiques.

30 novembre 1854. — Chambre, rue du Mont-Saint-Hilaire, 7, quartier de la Place-Maubert. Incendie occasionné par deux enfants qui ont mis le feu au lit en jouant avec des allumettes chimiques.

17 février 1855. — Chambre, rue du Faubourg-Saint-Antoine, 230, quartier du Faubourg-Saint-Antoine. Incendie occasionné par un enfant de trois ans qui, laissé seul dans la chambre, est parvenu à prendre des allumettes chimiques, et a mis le feu au lit.

24 novembre 1855. — Chambre, rue du Dragon, 20. Incendie

occasionné par un enfant de trois ans qui jouait avec des allumettes chimiques.

9 février 1856. — Chambre, rue Malard, 15, quartier des Invalides. Incendie occasionné par un enfant de trois ans qui jouait avec des allumettes chimiques.

16 juillet 1856. — Chambre, boulevard de l'Hôpital, 122. Incendie occasionné, on suppose, par un enfant de trois ans couché dans son lit, dans lequel il jouait avec des allumettes chimiques.

9 janvier 1857. — Cave, rue Michel-Lecomte, quartier des Archives. Incendie occasionné par une allumette chimique qu'un enfant voulait faire prendre pour allumer des copeaux.

6 février 1857. — Chambre, rue de Bièvre, 19, quartier de la Place-Maubert. Incendie occasionné par des enfants qui jouaient avec des allumettes chimiques.

6 mars 1857. — Mobilier, rue d'Assas, 8, quartier du Luxembourg. Incendie occasionné par des allumettes chimiques qu'un enfant avait jetées allumées sur un berceau.

16 juillet 1857. — Chambre, rue des Bernardins, 30, quartier du Jardin des-Plantes. Incendie occasionné, on présume, par un enfant de huit ans qui, en jouant avec des allumettes chimiques, a mis le feu au lit.

22 septembre 1857. — Chambre, rue Saint-Jacques, 126, quartier de la Sorbonne. Incendie occasionné par trois petits enfants qui jouaient avec des allumettes chimiques.

21 novembre 1857.— Chambre, place d'Ivry, 7. Incendie occasionné par un enfant qui jouait avec des allumettes chimiques dans un grenier rempli de copeaux.

22 mars 1858. — Chambre, rue de Lourcine, 103, quartier du Marché-aux-Veaux. Incendie occasionné par l'imprudence d'un enfant qui jouait avec des allumettes chimiques.

On voit par ce que nous venons d'énumérer, les nombreux cas d'incendies déterminés par des allumettes phosphoriques. Nous avions réuni un grand nombre d'autres documents, nous renonçons à les publier ; mais nous prions MM. les Ministres de l'intérieur et du commerce de faire faire une enquête :

1° *Sur les cas d'incendie qui ont détruit d'immenses manufactures et laissé des masses d'ouvriers sans travail et sur les causes de ces incendies ;*

2° *Sur les cas d'incendie qui ont anéanti des villages, des fermes et sur les causes de ces incendies.*

Cette enquête démontrera, nous en sommes convaincu, que l'usage immodéré et insouciant de ces allumettes est la cause du plus grand nombre de ces sinistres.

Cette enquête pourrait permettre de prendre des précautions, de réglementer certaines profession qui peuvent être la cause de sinistres plus ou moins considérables.

Observations recueillies à Lyon et publiées par le docteur Glenard, considérations et conseils sur la préparation du phosphore et sur ce qu'il peut produire.

Observation I. — M. T..., âgée de quarante ans, d'une constitution sanguine, ayant toujours joui d'une bonne santé, travaille depuis plusieurs années dans une fabrique d'allumettes de la Guillotière. Depuis huit ans elle est employée au trempage, sans avoir jamais eu d'indisposition grave pendant tout ce temps ; elle a été prise tout à coup d'une inflammation phlegmoneuse de la joue droite. Le gonflement s'est rapidement étendu à toute la partie droite de la tête et s'accompagnait d'une violente céphalalgie. Elle vint bientôt à l'hôpital, on lui arracha du maxillaire supérieur trois dents dont deux étaient cariées. Son état s'étant amélioré, elle sortit. Chez elle elle s'arracha elle-même encore une dent, et peu de jours après une suppuration s'établit par l'alvéole de cette dent. Depuis ce moment l'affection n'a cessé de progresser, malgré tous les soins et tous les remèdes Cette femme rentre à l'hôpital, le 25 février 1851, dans un état pitoyable Elle porte une ouverture fistuleuse à chaque angle de l'œil droit : l'une siége au niveau du sac lacrymal et fournit du pus mélangé aux larmes, l'autre conduit directement le stylet sur l'os de la pommette nécrosée.

Dans la bouche on voit une énorme esquille formée par le maxillaire droit tout entier. Le bord alvéolaire est dépourvu de dents à l'exception de l'avant-dernière molaire qui est noire et comme incrustée dans l'os. Celui-ci est rugueux, inégal, noir, imprégné de pus. Il s'écoule une quantité considérable d'un pus très fétide, soit par la bouche, soit par les fistules. On reconnaît que l'os maxillaire tout entier est nécrosé, l'os de la pommette forme également un séquestre. Une opération chirurgicale est faite ; on extrait un séquestre qui se compose du maxillaire et de l'os malaire soudés ensemble. Ce séquestre est noir, rugueux, creusé de cellules et même de trous qui le perforent de part en part, imprégné d'un pus sanieux et noirâtre d'une odeur repoussante alliacée et phosphorée ; il est léger et dur.

Au commencement de mars, la malade est prise d'une névralgie dentaire du côté gauche. On trouve à l'examen de la bouche une petite esquille du maxillaire supérieur gauche. Elle sort de l'hôpital, mais rentre bientôt au mois de mai, atteinte d'une nécrose du maxillaire supérieur gauche. Au mois d'août elle présente l'état suivant : tout le maxillaire supérieur gauche est nécrosé ; il s'écoule par la bouche du pus en quantité avec des fragments osseux ; des douleurs violentes occupent toute la tête ; la malade est dans un état voisin du marasme. Le 3 septembre elle meurt.

M. Humbert termine cette observation en disant que la malade est morte phthisique.

Observation II. — T. P..., âgée de quarante-neuf ans, mariée, constitution forte, tempérament sanguin, habite la Guillotière; elle n'a eu qu'une maladie sérieuse dans sa vie, une attaque d'apoplexie, il y a douze ans, mais elle a bien guéri. Elle se nourrit mal, boit beaucoup de vin, se livre avec ardeur aux plaisirs vénériens, ses règles coulent encore. Cette femme travaille depuis plus de quinze années dans une fabrique d'allumettes, mais depuis quelques mois seulement elle trempe les allumettes dans la pâte phosphorée.

Il y a deux mois elle fut prise subitement d'une névralgie dentaire à droite qui fut suivie du gonflement de la joue, et peu après de la moitié latérale droite de la tête ; elle entre à l'hôpital, le 18 octobre 1850, dans le service de M. Barrier. Les symptômes qu'elle présente font soupçonner une nécrose du maxillaire inférieur, soupçon que les progrès de la maladie ne tardent pas à justifier. Au bout de quelques jours, il se forme des abcès qui viennent se vider au dehors par une ouverture fistuleuse située vers le milieu, et au-dessous de la branche horizontale du maxillaire inférieur droit. Trois dents sont arrachées ; quelques jours après, la suppuration s'établit dans la bouche par les alvéoles dentaires. L'odeur du pus est caractéristique, alliacée et phosphorée. Peu à peu des esquilles se détachent, puis la nécrose se limite ; l'os se recouvre de bourgeons charnus, la fistule se ferme, la suppuration est tarie et la malade, considérée comme guérie, est engagée, le 20 février, à sortir de l'hôpital. Mais deux jours après elle éprouve une attaque d'apoplexie aux suites de laquelle elle succombe le 13 mars 1851.

Observation III. — L. R..., âgé de trente-six ans, marié, travaillant depuis douze ans à la fabrication des allumettes. D'abord simple ouvrier, il est devenu maître de fabrique. Pendant neuf ans, il a travaillé au trempage des allumettes. Il couchait dans la chambre où se faisait cette opération. S'étant aperçu que les émanations phosphorées le faisaient tousser, il a renoncé au trempage, il a quitté les lieux où l'on trempe et s'est mis à découper les allumettes. Ce changement d'état ne l'a pas empêché de contracter une nécrose du maxillaire supérieur gauche qui a débuté un an après qu'il eut quitté le trempage. La maladie a suivi ses phases naturelles et R... a pu sortir de l'hôpital en 1854. Mais, atteint d'une phthisie au deuxième degré, cet ouvrier est mort depuis.

Observation IV. — M. R..., âgée de trente ans, d'un tempérament lymphatique, phthisique au deuxième degré, entre à l'hôpital, service de M. Barrier, le 10 mai 1852, pour une affection du maxillaire supérieur droit. Cette fille qui vit en concubinage avec son maître de fabrique, est enceinte de sept mois. Elle a travaillé pendant cinq ans, dans une fabrique d'allumettes aux Brotteaux, elle était employée au trempage. Son mal remonte à deux ans. L'affection, qui a débuté par une névralgie dentaire, a présenté dans son cours les caractères non équivoques de la nécrose maxillaire. M. R... est accouchée d'un enfant qui est mort vingt-quatre heures après sa naissance, elle-même mourut quinze jours après.

Observation V. --- La femme L... mariée sans enfants, âgée de trente-trois ans, grande, d'une constitution sèche, mal réglée, jouit habituellement d'une bonne santé. Elle a travaillé pendant trois ans au piquage des allumettes, est entrée à l'hôpital, le 15 août 1845, dans le service de M. Pétrequin, atteinte d'une nécrose du bord inférieur de la branche horizontale du maxillaire inférieur gauche. La maladie a marché rapidement, la malade est sortie guérie le 24 septembre 1845. Cette guérison s'est maintenue.

Observation VI. — 1853. La femme C..., âgée de trente-quatre ans, mariée depuis cinq ans, mère de deux enfants, d'une taille moyenne, bien constituée, a travaillé trois ans au soufrage des allumettes, elle n'a jamais trempé, mais pendant deux ans elle a travaillé dans la chambre où son mari *phosphore*. Elle est atteinte d'une nécrose du maxillaire inférieur gauche, survenue il y a quatorze mois à la suite d'une névralgie dentaire; cette femme est entrée à l'hôpital en septembre 1853, douze mois après l'invasion de la maladie après des souffrances considérables. Elle est sortie en octobre, après avoir subi une opération; mais la maladie a continué son cours, la mâchoire supérieure a été envahie à son tour. Cette femme est morte phthisique en 1854.

Nota. — La femme C... était primitivement d'une bonne constitution, ne comptait pas de phthisiques dans sa famille; mais, au dire de son mari, elle aurait habité pendant un temps assez long un logement très humide où elle aurait contracté des douleurs rhumatismales. C'est peut-être là aussi qu'elle aurait contracté les germes de la phthisie qui l'a emportée.

Observation VII. -- 1851. La femme S..., âgée de quarante-huit ans, a travaillé pendant neuf ans comme trempeuse, elle a quitté la fabrique depuis un an. Elle se mouilla ayant ses règles, celles-ci disparurent. Elle éprouva bientôt une douleur vive à la joue gauche, puis une inflammation de la même partie, ainsi qu'à la moitié latérale de la tête. Un an après on pouvait constater une nécrose de presque tout le maxillaire supérieur gauche. Cette femme n'a pas été traitée à l'hôpital.

Observation VIII. — 1850. J. R..., âgée de quarante et un ans, a travaillé au trempage des allumettes chimiques, a quitté cette fabrication et s'est faite laveuse de lessive, a été prise comme la précédente d'une fluxion à la joue, à la suite d'une suppression du flux menstruel. Cette fluxion a été suivie de tous les phénomènes morbides qui caractérisent la carie maxillaire.

A la liste précédente, il faut ajouter le nommé R... qui est mort phthisique en 1846, et qui a été aussi atteint de la maladie de la mâchoire ; le nommé R... que nous avons déjà cité à propos de la fabrique de phosphore, mais qui avait appartenu auparavant aux fabriques d'allumettes ; le nommé R... qui nous a été cité par la femme D... et le nommé P. J... qu'a connu notre collègue M. le docteur Brevard.

Tels sont les faits que nous a révélés l'enquête à laquelle nous venons de nous livrer.

Que devons-nous conclure? Comment devons-nous caractériser l'influence qu'exerce la profession de fabricant d'allumettes chimiques sur les ouvriers qui y sont adonnés? Nous devons nous expliquer à ce sujet.

Il nous a paru évident que dans les fabriques d'allumettes lyonnaises, les ouvriers n'étaient pas plus que ceux appartenant à d'autres industries, sujets à des affections du tube intestinal. Aucun fait ne s'est produit à Lyon qui puisse infirmer cette opinion.

Nous n'avons rien appris qui puisse nous faire admettre que les émanations qui se produisent dans les ateliers, aient une action particulière et persistante sur le cerveau. Les ouvriers en commençant éprouvent quelques maux de tête, des vertiges, mais ces symptômes se dissipent promptement et au bout de quelques temps ne reparaissent plus.

Quant à l'action des vapeurs phosphorées sur les organes respiratoires, on est tenté quand on entre dans ces fabriques, d'admettre, *à priori*, qu'elle doit s'exercer d'une manière assez énergique. Ces vapeurs en effet vous saisissent à la gorge, vous irritent la poitrine et provoquent la toux. Cependant nos renseignements ne nous autorisent pas à admettre, comme on l'a dit, qu'elles donneraient fréquemment lieu à des bronchites internes, opiniâtres, qu'elles pourraient déterminer la phthisie pulmonaire. Il est très difficile dans une recherche de cette nature de faire exactement la part de ce qui revient à la profession et de ce qui doit être attribué à la constitution des individus, à leurs habitudes, à leur genre de vie. Les individus qui se livrent à cette profession, sont généralement et plus que d'autres, misérables, mal nourris, mal logés. Ils habitent un quartier malsain, adonnés à la débauche, hommes et femmes se livrent aux excès de tous genres. Ne sont-ils donc pas déjà en dehors de leur profession, dans des conditions capables d'altérer profondément l'organisme et bien propres au développement d'affections graves ? Cependant, quand on songe aux propriétés irritantes des vapeurs phosphorées, on ne peut se refuser à croire que ces vapeurs exercent une influence fâcheuse sur l'organe pulmonaire, chez les individus d'une constitution naturellement faible ou débilitée, par les causes que nous venons de signaler. Il est naturel de penser que dans ce cas, le développement des tubercules pulmonaires puisse être, sinon provoqué, au moins favorisé par l'action incessante d'un agent irritant sur l'organe pulmonaire. Toutefois nous ne pouvons formuler rien de positif à cet égard.

Il n'en est pas de même en ce qui concerne cette terrible affection des mâchoires, sur laquelle M. le ministre a appelé spécialement votre attention. Dans l'enquête qu'il fit en 1846, Dupasquier ne put en citer aucun cas. Nous n'avons pas été aussi heureux et comme vous l'avez vu, nous en avons rapporté douze observations. De 1846 à 1855 il s'est donc produit douze cas de nécrose des maxillaires parmi les fabricants d'allumettes de Lyon. — Cinq sur des hommes, sept sur des femmes ; nous avons évalué à cent cinquante le nombre actuel des ouvriers, mais on peut bien porter sans exagération à deux cent cinquante le nombre de ceux qui ont passé dans les fabriques, dans cette période de neuf années ; c'est donc une proportion de quatre et près de cinq individus atteints sur cent. Mais remarquons que les individus affectés de nécrose sont ceux seulement qui ont exercé le trempage des allumettes. Si nous admettons deux trempeurs par fabrique, cela nous donne un total de quarante trempeurs seulement, et nous pourrons bien porter à soixante le nombre des individus qui ont pratiqué cette opération dans la période de neuf années. Ce serait donc alors douze ouvriers atteints de nécrose sur soixante ou vingt pour cent. Ces chiffres parlent d'eux-mêmes.

Nous avons fait de vains efforts pour découvrir d'où provenait cette différence entre l'enquête actuelle et celle faite par Dupasquier, il y a bientôt dix ans. Nous n'avons trouvé ni dans les procédés opératoires, ni dans les matières employées, ni dans l'organisation des ateliers aucun changement, aucune modification qui puisse donner raison de cette divergence. Nous sommes porté à croire qu'antérieurement à 1856 il y a dû avoir aussi quelques cas de nécrose, mais qui, soit à cause de leur petit nombre, soit parce que l'attention n'était pas éveillée sur ce point, ont dû passer inaperçus.

A quelle opération, à quelle substance doit on attribuer la cause première de la maladie en question? Pour nous évidemment l'opération dangereuse c'est le trempage, la substance nuisible c'est le phosphore. Dupasquier, qui n'avait recueilli aucun cas de nécrose maxillaire à Lyon, ne pouvait logiquement attribuer aux émanations phosphorées le rôle qu'on leur a attribué dans la production de la maladie des mâchoires, mais ne pouvant mettre en doute les faits observés autre part, il les expliquait autrement. Suivant lui, c'est à l'arsenic contenu dans le phosphore et provenant de l'acide sulfurique employé dans la préparation de ce corps que les émanations phosphorées devaient leurs propriétés délétères. Mais cette manière de voir est contredite par les faits. En effet, on n'a pas, que nous sachions, observé cette maladie spéciale parmi les ouvriers qui, dans certaines industries, sont exposés aux vapeurs arsenicales, et de plus, à Lyon, le phosphore n'est pas arsenical ; l'acide sulfurique employé pour le préparer ne contient pas d'arsenic. On ne peut pas admettre l'hypothèse de Dupasquier ; ce sont les vapeurs de la pâte phosphorée, arsenicale ou non, vapeurs odorantes, désagréables, qui sont la cause du mal.

Si des faits que nous avons observés à Lyon, nous essayons de déduire une opinion sur la manière d'agir de cette matière, sur l'étendue où se borne son action, nous ne serons pas d'accord avec les hygiénistes qui ont observé à Paris et en Allemagne. Ces derniers admettent d'une manière générale que les ouvriers travaillant dans une atmosphère phosphorée sont tous exposés à la nécrose.

Nous ne pensons pas ainsi ; en effet on n'a pas oublié sans doute que tous les cas observés de nécrose se sont déclarés chez des trempeurs ; on se rappelle aussi quelles étaient les conditions hygiéniques de la profession à Lyon, il y a peu d'années ; tous les ouvriers travaillaient dans une même pièce, exposés aux émanations phosphorées et cependant les trempeurs seuls sont atteints. Ne pouvons-nous pas inférer de là que les émanations de phosphore répandues dans l'atmosphère, n'engendrent pas nécessairement la nécrose, que leur action ne s'exerce énergiquement qu'à une faible distance du lieu de leur production, c'est-à-dire à la distance qui sépare le trempeur du vase contenant le mélange phosphoré ?

Une fois répandues dans l'atmosphère, ces vapeurs se transforment et perdent leur énergie. Cette opinion nous paraît la conséquence naturelle des faits que nous avons signalés. Cependant nous laisserons au Comité consultatif d'hygiène le soin de trancher cette question, sur le compte de laquelle il pourra comparer les documents émanés de nombreuses sources.

Comment agissent les vapeurs phosphorées sur l'économie? C'est là à coup sûr le point délicat de la question. Suivant les uns, ces vapeurs s'introduisent peu à peu dans l'organisme, s'y accumulent, l'altèrent profondément, puis, quand la saturation phosphorée est arrivée, quand l'organisme a perdu sa force de résistance, il cède à l'action du toxique. La maladie des mâchoires serait donc un empoisonnement général qui viendrait se traduire sur les maxillaires. Suivant d'autres, les émanations du phosphore n'auraient qu'une action locale, qu ils expliquent par les données que fournit la chimie. Le phosphore à l'air humide se transforme en un acide énergique qui, absorbé par la respiration, imprègne les liquides de la bouche, se trouve en contact avec les maxillaires, s'insinue dans les dents cariées et de là étend ses ravages jusqu'aux os. Nous admettons, nous aussi, l'action locale. Jusqu'au moment où s'établit la fluxion qui annonce la nécrose, rien n'annonce que l'organisme soit altéré. Aucun trouble dans les fonctions respiratoires, digestives ou autres, ne trahit un état morbide général. Mais lorsque la maladie locale a fait des progrès, lorsque des douleurs vives et continues ont ébranlé le système nerveux, lorsque la suppuration a duré longtemps, c'est alors que l'état général est atteint. Mais c'est le fait du mal local sur toute l'économie et il n'est pas besoin d'invoquer pour cause de cet état une sorte d'empoisonnement préalable de l'individu.

Si nous considérons les effets des émanations du phosphore comme se produisant localement, nous ne pouvons accepter d'une manière absolue l'explication qu'on en donne. Ce n'est pas seulement dans l'industrie des allumettes que des ouvriers sont exposés à des vapeurs acides. Dans les fabriques d'acides minéraux, d'acide chlorhydrique entre autres, les ouvriers absorbent des quantités assez considérables de vapeurs acides, les liquides de la bouche en sont imprégnés au point qu'ils attaquent les dents, les rongent au niveau des gencives, et cependant les maxillaires ne se nécrosent pas. Evidemment il y a quelque chose de plus dans ces vapeurs de phosphore. On y a indiqué la présence du phosphore en nature, nous y croyons, mais nous ne pouvons dire si c'est réellement à ce corps qu'il faut rapporter les propriétés délétères des vapeurs émanées de la pâte phosphorée. Nous serions cependant tenté de considérer l'action des vapeurs comme quelque chose d'analogue aux effets produits par l'introduction d'un corps étranger de nature irritante dans l'économie. Ce corps étranger serait le phosphore en nature qui, porté en vapeur par l'air, s'introduirait par la peau de la figure, ou par les voies nasales, ou par la voie buccale dans les tissus de la face, puis s'y accumulerait et deviendrait un centre de fluxion (1). Ce phosphore pourrait

(1) Il serait utile de faire des expériences à l'aide de l'appareil de

aussi y être porté par suite de la mauvaise habitude qu'ont les ouvriers de manger tout en faisant le trempage, de se toucher la figure avec les doigts souvent imprégnés de pâte. Toutefois nous ne prétendons rien affirmer à cet égard.

L'influence funeste des vapeurs phosphorées est prouvée par les faits qui précèdent; elles donnent lieu chez les individus employés au trempage des allumettes, à l'affection spéciale appelée nécrose des maxillaires. Comment se fait-il que cette affection ne se produise pas dans les fabriques de phosphore où se manipulent cependant des masses si considérables de cette substance? Voilà un point sur lequel M. le Ministre vous demande de l'éclairer.

Pour répondre nettement à cette question, un premier point à établir : il serait nécessaire de savoir si la composition de l'atmosphère est la même dans les fabriques de phosphore et dans les fabriques d'allumettes. Il est permis d'en douter, rien qu'en comparant la nature et l'intensité de l'odeur qu'elles présentent. Aucune analyse rigoureuse n'a été faite à ce sujet, que je sache, mais en admettant la composition de l'atmosphère la même dans les deux cas, on peut encore, jusqu'à un certain point, s'expliquer d'une manière plausible l'immunité dont jouissent les fabriques de phosphore à l'égard de la carie maxillaire. Le genre de travail des ouvriers dans les fabriques de phosphore ne ressemble pas à celui des ouvriers des fabriques d'allumettes ; tandis que ces derniers accumulés dans une pièce souvent étroite et mal aérée, absorbent constamment presque sans bouger un air infect ; les premiers se meuvent à leur aise dans de vastes ateliers largement ouverts l'été et imparfaitement clos l'hiver, dans lesquels l'air est constamment renouvelé, grâce à la puissante ventilation opérée par d'énormes foyers incandescents. En outre ces ouvriers qui n'ont qu'à entretenir le feu ou à surveiller les récipients où se condense le phosphore, ne sont pas constamment attachés à leurs fourneaux. Quand ils ont garni le foyer de charbon et les récipients d'eau, ils peuvent se reposer quelques instants, ils sortent alors et respirent l'air extérieur. On le voit, les conditions dans lesquelles vivent ces ouvriers sont tout à fait différentes de celles des individus appartenant aux fabriques d'allumettes.

Cependant les mouleurs de phosphore paraissent au premier abord pouvoir être assimilés aux trempeurs d'allumettes. Passant leur journée assis dans une pièce humide, sombre, au milieu en quelque sorte de masses de phosphore, on s'étonne que leur santé n'éprouve pas de sérieuses atteintes. Mais on doit observer que le phosphore

---

Mitscherlich, soit à l'aide d'appareils analogues qui décèlent le phosphore, pour voir si les humeurs, les tissus malades, contiennent du phosphore libre.

moulé en cylindres épais, n'est pas au contact de l'air, qu'il est soigneusement immergé dans l'eau, tandis que dans l'atelier du trempeur, le phosphore infiniment divisé dans la pâte est exposé sur une grande surface à l'air, que par conséquent les vapeurs s'exhalant dans ces deux cas, ne doivent pas être de même nature, de même composition, et par suite ne peuvent avoir les mêmes effets sur l'organisme. Cette comparaison des deux industries de la fabrication du phosphore et de la fabrication des allumettes suffira, nous le pensons, pour expliquer la différence des effets qu'on y observe.

Voilà les faits qui ressortent de l'examen attentif que nous avons fait de la fabrique de phosphore et des fabriques d'allumettes. Il en résulte que si la première ne paraît pas dangereuse pour les ouvriers qu'elle emploie, il n'en est pas de même pour les secondes. Celles-ci donnent lieu réellement à l'affection spéciale des os maxillaires, connue sous le nom de nécrose. C'est donc une industrie fatale à un certain nombre de ceux qui l'exercent; il est nécessaire par conséquent d'y introduire les réformes capables de lui enlever ses dangers.

Le moyen que l'on propose pour atteindre ce but, c'est la substitution du phosphore modifié au phosphore ordinaire. Ce moyen présenterait divers avantages, non-seulement au point de vue de la santé des ouvriers des fabriques d'allumettes, mais encore de la sécurité publique exposée à des chances nombreuses d'incendie et aux tentatives d'empoisonnement par la pâte des allumettes. Ce moyen paraît un remède radical ; cependant il n'est pas à l'abri de toute objection, même en admettant comme parfaitement prouvé que le phosphore rouge est complétement dépourvû d'action sur l'économie animale.

Dans la préparation du phosphore rouge, il y a toujours une certaine quantité de phosphore qui échappe à la tranformation. Le produit qu'on retire de la cornue retient une quantité variable de phosphore ordinaire ; on l'en débarrasse par des lavages à la soude caustique avant de le livrer au commerce. Ne peut-il arriver qu'on livre à la consommation un produit incomplétement dépouillé de la matière dangereuse ? Dès lors ce produit ne sera-t-il pas d'autant plus dangereux qu'on s'en méfiera moins (1)?

Nous soumettons ces observations au Comité consultatif d'hygiène publique, parce qu'il nous semble nécessaire, si l'on ordonne la substitution du phosphore rouge à l'autre, de prendre des mesures pour assurer la qualité constante du produit.

L'emploi du phosphore rouge est-il le seul moyen de soustraire les ouvriers des fabriques d'allumettes aux dangers auxquels ils

(1) Si l'on sait que le phosphore rouge n'est pas toxique, les empoisonneurs ne s'en serviront plus.

sont exposés? Nous ne le pensons pas; en nous basant uniquement sur ce que nous avons observé à Lyon, nous croyons qu'on peut, par un ensemble de mesures d'un autre ordre, enlever à l'industrie des allumettes tous ses dangers.

Voici les mesures que nous proposerions :

1° Convaincre les ouvriers trempeurs que leur profession peut donner lieu à de graves accidents, afin que d'eux-mêmes ils soient portés à se précautionner contre les émanations phosphorées. Nous signalons cette mesure, parce qu'elle nous paraît très importante; on ne se met en garde que contre l'ennemi que l'on redoute. Or, les ouvriers à Lyon regardent tous leur profession comme inoffensive, et attribuent à toutes sortes de causes étrangères les maladies nées de leur état ;

2° Isoler parfaitement l'atelier où se fait la préparation de la pâte phosphorée, où s'exécute le trempage, des autres ateliers où se pratiquent les autres opérations ;

3° Que la préparation de la pâte phosphorée, que le trempage s'exécutent en plein air ou dans une salle élevée, bien aérée, ventilée ; que le vase contenant la pâte phosphorée soit placé sous une hotte aboutissant à une bonne cheminée tirant bien, que la base où se jettent les paquets trempés soit elle-même placée sous cette hotte où les paquets devront rester jusqu'à ce qu'ils soient secs ;

4° On pourrait défendre d'employer des femmes pour cette opération, elles paraissent plus susceptibles que les hommes ;

5° Dans l'atelier du trempage et près du vase à phosphore, il serait bon de placer une assiette contenant du chlorure de chaux additionné de temps en temps d'acide chlorhydrique. Le chlore transformerait les vapeurs de phosphore, changerait leur nature et très probablement leur influence.

Au point de vue de nos fabriques lyonnaises, l'adoption de ces moyens favorisée par une surveillance active nous paraît devoir mettre les ouvriers à l'abri des dangers qu'ils courent.

J'ai terminé le rapport sur l'enquête demandée par M. le Ministre de l'agriculture. J'ai fait mes efforts pour qu'il soit le tableau fidèle et vrai de l'état actuel de la fabrication du phosphore et des allumettes phosphorées à Lyon, au point de vue de l'hygiène professionnelle. Si vous le trouvez tel, je vous prierai d'adopter les conclusions pour la réponse à faire à la lettre de M. le Ministre.

RÉSUMÉ ET CONCLUSIONS.

Fabrique de phosphore. — 1° Les ouvriers employés à la fabrication du phosphore ne sont exposés à aucune maladie d'une nature spéciale. Dans les premiers temps de leur entrée dans la fabrique, ils toussent un peu sous l'influence des vapeurs acides produites pendant la distillation du phosphore, mais ces symptômes n'ont jamais de conséquences durables ni fâcheuses ;

2° On n'a jamais observé aucun cas de nécrose maxillaire survenu parmi les ouvriers de cette fabrique.

Fabrique d'allumettes. — 1° Les émanations phosphorées ne paraissent pas avoir d'action durable et fâcheuse sur le cerveau, elles ne paraissent pas avoir non plus d'influence sur le tube digestif.

Nous croyons que ces émanations de nature irritante, peuvent bien exercer sur l'organe pulmonaire une action plus ou moins vive, favoriser même le développement des tubercules chez des individus d'une constitution ruinée ou prédisposés à la phthisie, mais cette manière de voir ne doit pas être considérée comme une conséquence nécessaire des faits observés.

2° Les vapeurs de phosphore engendrent la nécrose maxillaire, mais seulement dans certaines circonstances. Dans un atelier où travaillent huit individus dont deux trempent les allumettes, les deux trempeurs seuls peuvent être atteints, les autres, quoique respirant dans une atmosphère phosphorée, s'ils n'ont jamais pratiqué le trempage, échappent à la maladie.

3° L'action des vapeurs de phosphore ne s'exerce pas sur l'économie entière, elle ne peut être assimilée à un empoisonnement. C'est une action purement locale qui ne peut être expliquée par la présence de l'arsenic dans le phosphore, ni par la transformation de ces vapeurs en acide énergique ; elle est due à une cause inconnue, probablement au phosphore lui-même en vapeur, à l'état de particules très ténues.

4° Pour s'expliquer nettement la différence des effets des vapeurs phosphorées qui s'observe dans les fabriques de phosphore et dans les fabriques d'allumettes, il faudrait d'abord savoir si ces émanations sont les mêmes dans les deux cas. A en juger par l'odeur seule, il nous semble qu'elles doivent être très différentes. Nous croyons que dans les fabriques de phosphore, c'est l'acide qui domine, dans les autres c'est le phosphore. Mais en admettant les émanations de phosphore produites dans ces deux sources, comme étant de même nature, on peut s'expliquer leur différence d'action par la différence des conditions du travail dans les deux industries.

5° Il est urgent que le gouvernement intervienne dans l'industrie de la fabrication des allumettes pour y introduire les réformes de nature à diminuer ou à lui enlever ses dangers.

6° La substitution du phosphore rouge au phosphore amorphe

dans la fabrication des allumettes serait sans doute le meilleur moyen de soustraire les ouvriers aux funestes effets des émanations phosphorées, mais ce moyen ne présenterait peut-être pas, au point de vue de la sécurité publique, tous les avantages qu'on en attend.

7° On pourrait très probablement trouver dans un ensemble de mesures du genre de celles que nous avons indiquées plus haut, des préservatifs suffisants contre les dangers provenant des émanations du phosphore dans les fabriques d'allumettes (1).

NOTE DE M. LUNDSTROM.

Nouvelle invention d'allumettes chimiques sans phosphore récompensée par la médaille de 1re classe à l'exposition universelle de Paris.

Les reproches qu'on adresse aux allumettes chimiques ordinaires, sont de trois sortes :

1° Elles exposent aux incendies;

2° Elles constituent un poison dangereux.

3 Elles sont fatales à la santé des ouvriers chargés de leur fabrication.

Des inconvénients aussi graves, s'attachant à un objet d'un usage général, sont bien suffisants pour expliquer le désir manifesté de toutes parts, de voir apporter un changement radical dans le système actuel des allumettes à frottement qui rend cette fabrication la plus dangereuse de toutes les industries qui existent aujourd'hui. Aussi les gouvernements de divers pays ont-ils porté leur attention sur cette question. En France, elle est actuellement l'objet des sérieuses préoccupations de l'autorité.

Il y a déjà quelques années, M. Schroetter était parvenu à obtenir du phosphore sous une forme nouvelle : c'est celui qu'on appelle phosphore rouge ou amorphe. Ce produit est

(1) Rougier et Glénard, *Hygiène de Lyon*, p. 318 à 329.

beaucoup moins inflammable que le phosphore blanc, il ne s'évapore pas et il n'agit point comme toxique.

Les fabricants d'allumettes chimiques accueillirent avec empressement la nouvelle découverte et se hâtèrent de substituer le phosphore rouge au phosphore blanc dans la pâte des allumettes; mais les résultats de leurs essais ne furent point satisfaisants.

Si, à l'avenir, par l'emploi du phosphore rouge dans la pâte des allumettes, on arrive à la possibilité d'obtenir un produit infaillible, on n'aura obvié pourtant qu'à une partie des inconvénients que présentent les allumettes à phosphore blanc. Par ce nouvel emploi, on obtient, il est vrai, un briquet exempt de toute odeur nauséabonde et une garantie contre l'empoisonnement; mais les principaux inconvénients subsistent dans leur entier, savoir : le danger des incendies, et la production de gaz nuisibles, dégagés par la combustion accidentelle de la pâte inflammable pendant l'empaquetage des allumettes.

Si le phosphore rouge ne s'évapore pas comme le phosphore blanc pendant la préparation, le trempage et le séchage de la pâte, il s'en dégage néanmoins des vapeurs lors de l'empaquetage ou de la mise en boîtes des allumettes : c'est pendant ce travail nécessairement très rapide, que l'inflammation accidentelle se produit le plus fréquemment par suite d'un frottement inévitable; les vapeurs qui en résultent sont très pernicieuses à la santé des ouvriers.

M'étant occupé de cette question, j'ai cherché à faire disparaître les dangers d'incendie attachés à la fabrication et à l'emploi des allumettes chimiques. Une expérience de onze années dans ma fabrique en Suède, où j'occupe de quatre à cinq cents ouvriers, m'a convaincu qu'on ne réussirait jamais à rendre cette fabrication et ses produits exempts de danger, si l'on persistait à faire usage dans la pâte des allumettes, d'un phosphore quelconque (blanc ou rouge) et à considérer comme une qualité essentielle aux allumettes d'être sensibles au point de s'enflammer par le frottement contre tout corps quelconque.

C'est donc dans une autre direction que j'ai cherché la solution du problème et l'emploi de la découverte de M. Schroetter.

J'ai exclu le phosphore de la composition de la pâte destinée à amorcer les allumettes et n'ai fait entrer dans cette composition que des matières d'une parfaite innocuité supportant sans ignition toute espèce de choc et ne révélant leur inflammabilité que par un frottement opéré sur une surface préparée *ad hoc*.

On comprend dès lors que j'aie fait usage de deux pâtes différentes, la première pour amorcer les allumettes et la seconde pour préparer la surface de frottement. Ni l'une ni l'autre de ces pâtes, quel que soit leur état humide ou sec, ne peuvent donner naissance à desgaz nuisibles à la santé.

Pour les surfaces de frottement qui sont collées sur les boîtes et qui en sont indépendantes, j'emploie du phosphore rouge, mais seulement dans la proportion minime de 30 à 40 pour 100, de manière qu'aucune inflammation accidentelle n'est à redouter, même dans le cas d'un frottement violent exercé par les boîtes les unes contre les autres. Cette surface de frottement peut être réduite à une étendue fort restreinte et par conséquent la quantité de phosphore rouge en sera d'autant plus diminuée.

Mon invention a donc pour résultat la suppression radicale des inconvénients ci-devant énumérés, inséparables de l'emploi des allumettes préparées jusqu'à ce jour, soit avec le phosphore blanc, soit avec le phosphore rouge.

On voit aisément de quelle importance est ce résultat pour la sécurité publique.

Parmi les nombreux avantages qui se déduisent de cette

absence du danger, incendie et empoisonnement, ou de toute influence nuisible à la santé, il en est un qui ne permettrait plus désormais d'établir cette fabrication dans des maisons délabrées, comme on l'a fait souvent jusqu'aujourd'hui, circonstance qui affecte autant la moralité que la santé des ouvriers et qui empêchera toujours cette industrie de prendre le rang auquel elle est appelée par son importance.

En résumé, mon procédé accomplit une révolution complète dans la fabrication des allumettes; d'insalubre et malpropre qu'elle était, il la rend propre et salubre. Les produits qu'on en obtient présentent tous les avantages des allumettes ordinaires, sans en avoir les nombreux inconvénients et peuvent être livrés au commerce sans le moindre danger.

En raison de cette propriété, je leur ai donné le nom d'*allumettes de sureté.* *Signé :* J.-E. LUNDSTROM.

Paris, le 9 mai 1856.

Notre travail était terminé et nous avons bien établi qu'en faisant usage du phosphore rouge selon le procédé de M. Lundstrom, on pouvait :

1° Diminuer le danger d'incendie ;

2° Faire disparaitre les dangers de suicides, d'empoisonnements volontaires et d'empoisonnements criminels ; mais une question était encore pendante : c'était celle de savoir comment on agirait pour la destruction des animaux nuisibles.

La lettre suivante de M. le Ministre du commerce, de l'agriculture et des travaux publics, adressée à M. Caussé (d'Alby), semble démontrer que ce savant praticien est parvenu, par suite de ses recherches, à résoudre la dernière difficulté (1).

(1) M. Caussé, d'Alby, fait préparer des chandelles dans la composition desquelles il fait entrer de l'émétique de l'euphorbe, chandelles qui donnent lieu à la destruction des animaux et qui ne peuvent être dangereuses pour l'homme.

Paris, 1er août 1860.

MONSIEUR,

Le 22 février dernier, vous m'avez fait l'honneur de me communiquer un mémoire dans lequel vous exposez les recherches par vous entreprises en vue de remplacer la pâte phosphorée, dont l'emploi pour la destruction des animaux rongeurs n'est point exempt d'inconvénients, par d'autres substances moins dangereuses.

J'ai mis ce mémoire sous les yeux du Comité consultatif d'hygiène publique et je m'empresse de vous faire part des conclusions du rapport adopté par ce Conseil, dans sa séance du 9 juillet 1860. Je transcris littéralement ces conclusions.

« Les matières vénéneuses choisies par M. Caussé tuent facile-
» ment les rongeurs incapables de vomir, tandis qu'elles seraient
» moins dangereuses pour les hommes qui pourraient s'en débarras-
» ser par le vomisssment. Ces poisons sont d'ailleurs administrés
» sous une forme repoussante et pourraient être reconnus facilement;
» la formule donnée remplit, en un mot, toutes les indications qui
» exigent d'un côté le but qu'on se propose et de l'autre, la sécurité
» publique.

» En conséquence, nous avons l'honneur de proposer au Comité
» de répondre à S. Ex. M. le Ministre, que la communication de
» M. le docteur Caussé est digne d'intérêt et que ses travaux sont
» de nature à mériter les encouragements et les remercîments de
» l'autorité. »

Je me plais, monsieur, à déférer au vœu du Comité en vous remerciant de la communication que vous avez bien voulu me faire du résultat de vos savantes et utiles recherches. Votre formule réalise une amélioration importante et je vous engage à la vulgariser.

Recevez, etc., etc.

Le Ministre de l'agriculture. *Signé :* ROUHER.

A M. le docteur Caussé, secrétaire du Conseil d'hygiène publique et de salubrité de l'arrondissement d'Albi.

Nous avons dit dans une des notes de ce mémoire que M. D. (M. Dolfus fils) nous avait demandé si on ne pourrait pas exproprier l'auteur du meilleur procédé pour la préparation des allumettes chimiques, puis imposer ces allumettes pour fournir au payement des sommes allouées à l'inventeur exproprié ; nous ne savons si l'administration a en vue ce mode de faire, mais nous avons lu dans les journaux l'article suivant :

« On parle de l'étude d'un impôt qui serait mis par le » gouvernement sur les allumettes chimiques; on prétend » même que la vente des allumettes au phosphore amorphe » serait seule autorisée et monopolisée plus tard entre les » mains du gouvernement qui voudrait éviter ainsi de laisser » mettre en circulation les allumettes ordinaires, qui s'en- » flamment trop facilement au moindre contact. On aurait » été amené à cette résolution par les rapports administratifs » et les plaintes des compagnies d'assurances, qui constatent » que la grande majorité des incendies est due à l'emploi » des allumettes chimiques ordinaires.

Nous pensons qu'un impôt semblable, ayant pour but la sécurité *publique*, puisqu'on préviendrait des maladies graves, des incendies, des suicides, des empoisonnements accidentels des empoisonnements criminels, ne donnerait pas lieu à des récriminations *fondées*.

Pour être complet, nous faisons connaître ici une publication de M. Puscher (de Nuremberg), sur la fabrication des allumettes chimiques dont nous donnons ici l'extrait tiré du journal *Dingler's Polytechnisches Journal.*

Avantages de l'emploi du phosphore semi-sulfuré au lieu du phosphore pur, pour la fabrication des allumettes chimiques, par M. Puscher (de Nuremberg).

La facilité avec laquelle on peut préparer le phosphore semi-sulfuré (sulfide de phosphore), la fluidité de ce composé, même à la température de 0°, la propriété qu'il possède de s'enflammer plus facilement que le phosphore pur lorsqu'on le frotte au contact de l'air, doivent le faire employer bientôt dans la fabrication des allumettes chimiques. Il suffit de prendre 4 parties de phosphore et 1 partie de soufre grossièrement pulvérisé, de mettre le tout dans un vase de porcelaine en le couvrant d'eau tiède à 38 degrés centigrades environ, pour obtenir au bout de quelques minutes un liquide jaune et transparent, présentant l'aspect d'une huile grasse qui n'est autre chose que le phosphore semi-sulfuré dont nous parlons. On verse ensuite le plus possible l'eau surnageante et on ajoute une solution froide et très épaisse de gomme préparée d'avance, avec laquelle le phosphore semi-sulfuré se mêle aussi aisément et aussi rapidement qu'il s'unit difficilement et lentement au phosphore pur dont la division et l'incorporation dans la gomme visqueuse exigent souvent trois ou quatre heures d'agitation et une élévation modérée de la température. La division et l'inflammabilité du phosphore semi-sulfuré sont telles qu'on peut économiser 25 pour 100 du phosphore. L'auteur a préparé des allumettes irréprochables avec de la pâte qui ne contenait que 3 1/2 pour 100 de phosphore semi-sulfuré. Lorsque ce semi-sulfure est parfaitement divisé, on y ajoute, en poudre fine, les autres ingrédients, tels que le peroxyde de plomb, le nitrate de plomb et un peu de sulfure d'antimoine. Comme le mélange se fait à froid, on peut même y introduire quelques petites quantités de colophane ou de résine en poudre fine, pour augmenter le volume de la flamme; on obtient par ce procédé non-seulement une épargne de phosphore, mais encore une économie de temps ; enfin les allumettes ainsi préparées, ont moitié moins d'odeur que celles pour lesquelles on a employé le phosphore pur.

Nous ne pensons pas que le mode de faire proposé par M. Puscher puisse être considéré comme un progrès, nous nous appuyons sur les observations suivantes :

1° La préparation des allumettes au phosphore semi-sulfuré n'est pas sans danger pour les ouvriers ;

2° Ces allumettes ne sont pas inertes et elles peuvent être employées dans les cas d'empoisonnements volontaires, accidentels ou criminels ;

3° Elles présentent les mêmes dangers sous le rapport des incendies que les allumettes préparées avec le phosphore ordinaire.

La préparation des allumettes avec le phosphore semi-sulfuré se faisait à Paris en 1837. L'emploi de ce composé a été la cause d'accidents graves. Le sieur Poiremure, rue du Grand-Hurleur, n° 2, eut son atelier incendié, il fut atteint de brûlures légères, mais il n'en fut pas de même pour les ouvrières qu'il employait, les dames Moissy, Cornebois et Henry : les deux premières furent portées à l'hôpital Saint-Louis, la troisième, madame Henry, fut traitée chez elle.

(*Rapport fait au Conseil de salubrité*, le 26 novembre 1837.)

FIN

Paris Imprimerie de L. MARTINET, rue Mignon 2

BULLETIN BIBLIOGRAPHI

DES

SCIENCES PHYSIQUES, NATURELLE

ET MÉDICALES

PUBLIÉ

Par J.-B. BAILLIÈRE et FILS.

En vente : Première année, 1860. — 1 vol. in-8 de 2

FRANCO POUR TOUTE LA FRANCE : 3 FR.

L'année 1861 paraîtra tous les trois mois par cahier de 2 in-8 (32 à 48 pages).

Prix de l'Abonnement annuel, pour toute la France : 3 fr. — Po le prix varie d'après les conventions postales.

Notre but est de donner un Catalogue de tous les livres publiés en Fran les plus importants publiés à l'étranger sur les sciences physiques, natur cales, pour l'utilité des savants qui voudront se tenir au courant de tout dans la spécialité de leurs études, et des libraires qui trouveront réunis de ments souvent difficiles à rassembler.

HYGIÈNE

DES OUVRIERS MINEU

DANS

LES EXPLOITATIONS HOUILLÈR

PAR

Le docteur A. RIEMBAULT,

Médecin de l'Hôtel-Dieu de Saint-Etienne.

In-8, XIII-316 pages. . . . . 4 fr.

De l'électrisation localisée et de son application à la pathol thérapeutique, par le docteur G. B. DUCHENNE (de Boulogne), lauréa de France, et de l'Académie de médecine (prix Itard), lauréat du concours sur l'électricité appliquée. 2e *édition*, entièrement refondue, avec une pla phiées et 179 figures intercalées dans le texte. 1 vol. in-8. XI-1046 p

Nouveau traité des maladies vénériennes, d'après des documents p clinique de M. Ricord et dans les services hospitaliers de Marseille, sui dice sur la *syphilisation et la prophylaxie syphilitique et d'un form* par le docteur Melchior ROBERT, chirurgien en chef des hôpitaux de interne des hôpitaux de Paris. 1 vol. in-8, x-788 pages. . . . .

Traité de pathologie externe et de médecine opératoire, avec des ré tomie des tissus et des régions, par Aug. VIDAL (de Cassis), chirurgien de Midi, professeur agrégé de la Faculté de médecine de Paris, 5e édit., rev avec des additions et des notes par le docteur FANO, professeur à la Fac cine de Paris, ex-prosecteur de la même Faculté. 5 vol. in-8 avec 761 calées dans le texte . . . .

Pathologie cellulaire, fondée sur l'étude physiologique et pathologiq par R. VIRCHOW, professeur d'anatomie pathologique à la Faculté de B tion française faite sur la seconde édition allemande, avec une Intr M. Paul PICARD, interne des hôpitaux. In-8 de 450 pages avec 144 figu dans le texte. . . . .

PARIS. — IMPRIMERIE DE L. MARTINET, RUE MIGNON, 2.

www.ingramcontent.com/pod-product-compliance
Ingram Content Group UK Ltd.
Pitfield, Milton Keynes, MK11 3LW, UK
UKHW020355230726
13925UKWH00003B/1139